知的生きかた文庫

あいうべ体操
舌を鍛えれば病気にならない

今井一彰
岡崎好秀

JN109249

三笠書房

はじめに①――今井一彰

医師がたどり着いた「薬を使わない最強の治療法」！

私が院長を務める「みらいクリニック」は、福岡市にある小さな診療所です。**なるべく薬を使わずに病気を治療する**という方針で2006年にスタートしました。〝みらい〟は、「みんながラクになる医療」の頭文字を取ったものです。

どうして、このような診療所を開業したのかというと、それは〝悔しさ〟からなんです。

患者さんは、病気を治すために必要だと思っていても、好きこのんでたくさんの薬を飲んだり塗ったりしたくはないはずです。できれば、自分の力で、自然な状態で、病気から回復したいと望んでいるのではないでしょうか。

それは、おそらく治療する側の医師も同じ気持ちです。できれば、大量の薬は使いたくない。けれども、それ以外の治療法を知らないから、仕方なく薬に頼る治療を施《ほどこ》しているのだと思います。

これはとても重要なことです。**治療が「できない」のではなく、治療法を「知らない」だけ**なのです。

私はずっと「自分自身が病気になったときに、どのような治療をしてほしいだろう」、また、「どのような治療が本当に大切な治療なのだろう」と、考えてきました。どこかに、薬を使わないで健康になれる秘訣があるのではないか、ぱっと病気が治る魔法のような治療があるのではないか、いや、あってほしいと思いながらこれまで医療に従事してきました。

そうしてようやくたどり着いたのは、「衣食住をきちんとすること」という、とてもありきたりで、〝おもしろみのない〟事実でした。

なかでも、**食に通じる口、そして、呼吸に通じる鼻という「命の入り口」を大切にする**ということが重要だと気づきました。

このことにもっと早く気づけていたら、かつての私と同じく葛藤を抱える医学生、研修医にもっと早く伝えることができたのに、と残念でなりません。

そしてまた、ここにたどり着くまでに、私に〝経験〟という何物にも代え難い宝物を与えてくださった多くの患者さんにも、このことを早くお伝えできていればと申し訳なく思っています。この悔《く》いが開業のきっかけとなり、いまのクリニックの形になりました。

「自然治癒力」を引き出す方法！

私はこれまで数多くの患者さんに接し、また各地で一般の方や専門家の方を相手に講演もさせていただいています。こうした活動をとおして残念に思うのは、医療がこれだけ発達しても、「健康である」という実感、「病気の心配はいらない」という安心感よりも、**「病気になったらどうしよう」という不安を持っている人のほうが多い**ということです。

私はつねづね、自分の健康を自分でつくっていくためには、「病気にならないように」と考えるよりも、**「自分は元気になる」という意識を持つことが必要**だと説いています。

元々、私たちの体には、**「自然治癒力《しぜんちゆりょく》」**という大きな力が備わっています。これがなければ、数十万年という人類の歴史は存在しなかったでしょう。飢餓《きが》や疫病、さまざまな困難を祖先が自然治癒力を発揮して乗り越えてきたからこそ、こうして私たちがいま地球上に存在するのです。

私は、現代に生きる私たちがこの素晴らしい力をどうすれば最大限に発揮できるのか、みんなが健康になれるのかをずっと考えてきました。それが形になったのがこの本です。

詳細は後述しますが、人間の自然治癒力を高めるための基本となるのが、本書のテーマである**「舌を鍛えて口を閉じ、鼻呼吸をすること」**なのです。人間がどうやって、何百万年も命を紡《つむ》いでこられたのかということを知ると、薬に頼らずとも、健康的な生活を送ることができるのです。

ですから、本書は「病気になったらどうしよう」という不安を手放し、**「健康的な生活を送っていくための知恵が詰まった本」**だと捉えてください。

医師と歯科医だからこそ書ける「口から始まる全身の健康法」！

口をテーマにすると、ひとつの問題に突き当たります。

たとえば、内科のひとつ「呼吸器科」では、患者さんの体のどの部位を診ていると思いますか？

それは主に気管から気管支にかけてです。また、呼吸器官である鼻からのどまでは「耳鼻咽喉科」の領域です。それらを統合しているのは何科になるかというと、実はこれがないのです。

これは消化器についてもいえます。消化器官とは、口から肛門までの消化管とそれらに付随する肝臓やすい臓といった内臓器のことです。消化管の入り口はもちろん「口」ですが、これは歯科という医科とはまったく違った分野になりますから、医師免許と歯科医師免許のダブルライセンスを持っている医師でなければ、その全体を診ることは大変困難です。

でも、**人間は臓器ひとつによって生きているのではありません。それぞれ欠かすことのできないものが、密接に有機的につながりながら命を保っています。**

そのため、本書では、国立モンゴル医学科学大学客員教授（元岡山大学病院小児歯科講師）の岡崎好秀先生に、補足説明をしていただきます。

口から始まる全身の健康について伝えることができれば望外の喜びです。

はじめに②——岡崎好秀

人生100年時代は「口の健康」こそ、最大の財産！

突然ですが質問です。私たちの体はどこから来たのでしょう？

多くの人は「両親から授かった」と答えるかもしれません。しかし、正確にいうと、それは〝生まれたときの体〟です。

では、現在の身長・体重から生まれたときのそれを引いた差は何でしょう？

それは、まさに〝食物〟であるといえます。食物を口に含み、歯で消化・吸収しやすいように噛《か》んで細かく砕き、飲み込み、胃や腸に送ります。食物が吸収され、血となり肉となるわけですから、**私たちの体は食物そのもの**なのです。そして、**その入り口である〝口〟が私たちにとって重要であることはいうまでもありません。**

私の専門は小児歯科です。大学を卒業した1970年代は乳歯のむし歯が多く、

〝子どものむし歯の洪水〟とまでいわれた時代でした。しかし現在、地域や家庭でむし歯予防への関心が高まり、乳歯のむし歯は激減しました。そのため、歯科健診は楽になりましたが、これまで気づかなかった新たな問題が見えるようになりました。

最近、口をポカ～ンと開けている子どもや若者が増加しているように感じませんか。

こうした子どもたちはたいてい口で呼吸をしていて、唇《くちびる》はタラコのように厚く、上《うわ》唇《くちびる》は山型をしています。また、口呼吸をすると外気が直接口に入るので、歯肉が肥厚し、口呼吸性の歯肉炎となる傾向があります。歯垢《しこう》が付着して起こる歯肉炎とは異なり、歯を磨いても治りません。

口呼吸が増加している原因のとして、不適切な離乳食の与え方、そして口笛やシャボン玉など子どもの口遊びの減少、新型コロナウイルスなど呼吸器感染症によるマスク生活の増加、さらにはアレルギー性鼻炎などの鼻疾患が考えられます。

幼稚園や小学校で唇を閉じる力を調べたことがありますが、鼻炎や花粉症などの疾患のある子どもたちはその力が弱いようです。また鼻炎が治っても、その癖が残っている場合もあります。

また、唇を閉じる力の弱い子どもたちは、①風邪でよく休む、②遅刻や早退が多い、③扁桃腺肥大《へんとうせんひだい》の既往症がある、という傾向もありました。

実際、口呼吸の子どもたちの扁桃腺を診ると、扁桃腺が腫《は》れているケースが多く見られます。これだけ肥大していたら気道が狭くなり、酸素が体の隅々まで十分届いているか心配になってしまいます。ひょっとしたら、積極性や集中力、学力にも影響しているのではないでしょうか。

こうした問題意識もあり、歯科医の立場から、口呼吸の予防・改善をさせるために、子どもたちが自然と口を閉じるための方法を考える必要があるのではないかと思います。

よりよく〝食べる・暮らす・生きる〟ための口腔ケア

また、口は子どもだけの問題ではなく、年を取るほど重要になってきます。古代中国に由来を持つ人相学の本にはこのような言葉があります。

「額は初年運を表し、目から鼻は中年運を表し、口元は晩年運を表す」

額は遺伝的な要素が強く表れます。〝おでこの広い子は将来賢くなる〟といわれるのは、そんな意味なのでしょう。一方、目は〝心の窓〟といわれるように心の内面を表し、鼻は文字どおり〝人生の花〟である財運や夫婦運を表しています。〝目が中年運を表す〟とは、もっとも仕事ができるときには、いきいきと目が輝いていることからいわれたのでしょう。

一方、〝口元は晩年運を表す〟。これは容易に想像できます。歯や口が丈夫で何でも噛めると、老いてますます意気盛んでしょう。しかし、歯を失い、口も弱り噛めなくなると、老い先短いということだったのでしょう。

20年ほど前まで、日本では寿命さえ長ければよいと思われてきました。しかし、平均寿命が延びても、生活習慣病などで人生の後半を寝たきりで過ごさなければならない方が増えています。寿命が延びた分、いきいきと人生を送りたいものです。歯や口は直接「命」にかかわることは少ないですが、健康で快適な生活をより長く送るために必要な器官なのです。

今井一彰先生は、「治療や健康の秘訣は、ありきたりでおもしろみのないことだった」と「はじめに」で述べられています。**まさに口呼吸を防ぎ、歯や口をケアするという当たり前のことが、体全体の健康づくりに欠かせないのです。**

本書では、歯科医の立場から口の働きについて補足説明させていただき、だれもが健康であり続けるための、口から始める健康生活について考えてみようと思います。

文庫版はじめに

今井一彰

「あーけっこう疲れるな、もしかしてオレ衰えてる？」——家で1人で久しぶりにひとカラ（1人カラオケ）をしました。5曲も歌えば喉《のど》は痛くなるし、全身は汗ばむし、なんといっても疲れます。大きな声を出すのはこんなにも重労働なのかと改めて実感し、ちょっと自分の体力に自信をなくしました。みんなで集まってワイワイ騒ぐ、そんな日常が奪われてしまってはや数年が過ぎようとしています。

本書の元になった単行本『口を閉じれば病気にならない』（家の光協会）を上梓《じょうし》して10年以上が経ちました。いまだに読んでも色あせないどころか今の時代にこそ知ってもらいたいことが詰まっています。

日本国内で初の新型コロナウイルス感染が見つかってから、世界が変わりました。私たちはこれからやってくるアフターコロナ時代を生きていかねばなりません。

世界は変わりましたが、私たちの心や体はどうでしょうか？

数年という短期間では遺伝子が変わることはありません。ところが、ちょっとした階段の上り下りでも息が切れるほど体力が落ちてしまった、写真や鏡を見て、マスクを取ったときの自分の顔の変化にビックリした、呼吸が浅くなって落ち着かない感じがするなどといった心身の変化を自覚している人も多いようです。

そして、自分自身の変化だけでなく、たとえば子どもたちがマスクを取ることを恥ずかしがる、食事の時に口を開けている姿を怖がる、表情が読めずリアルな場面でのコミュニケーションが取りづらくなる、といった他人の変化を感じているという人も少なくないでしょう。

使わないと衰えていくのが私たちの体の宿命です。

昨今では「フレイル」という言葉が一般にも広まってきました。これは介護の一歩手前のことを表わす言葉で「虚弱」や「脆弱《ぜいじゃく》」「老衰」などといった言葉でも表現されます。フレイルには、社会的、身体的、心理的フレイルといった様々な側面があります。たとえば身体的フレイルには歩行速度低下、嚥下《えんげ》咀嚼力《そしゃくりょく》低下、身体活動量低下などがあります。2011年には肺炎が日本人の死因の第3位になり、2019年にはその座を老衰に明け渡しました。超高齢社会の象徴ともいえる変化です。

ところでフレイルとは介護の一歩手前と説明しましたが、そういうとすぐに高齢者をイメージするかもしれません。しかし、**現在ではすでに幼児期でもその兆候が見られます**。言葉がはっきりとしない、うまく飲み込めない、すぐに転んでしまうというものです。これは2018年より「口腔機能発達不全症」という診断名がつけられて治療の対象とされています。

長らく続いたマスク生活により表情筋、舌筋の衰えは明らかです。マスクに隠された口はポカンと開き、人と接することが少なくなったために表情筋は弛《ゆる》んできています。いまこそ「舌を鍛えて口を閉じる」、つまり鼻呼吸での生活を取り入れて、アフターコロナを元気に生きていきたいものです。

文庫本化にあたり、新しく発見されたことなど時代にあわせて新しい情報を取り入れることができましたし、当時の自分の考えと向き合って、今でもその思いが変わらないことが確認できてホッとしました。何より敬愛する岡崎好秀先生とまた編集作業を通して一緒に仕事ができたことに心からの喜びを感じています。

それでは『あいうべ体操　舌を鍛えれば病気にならない』、最後までお付き合い下さい。

もくじ

第1章

健康は「呼吸」で決まる！
――病は開いた口からやってくる

第2章

自然治癒力を高める「呼吸の仕方」を取り戻そう！

——「鼻は呼吸」「口は食事」のためにある

第3章

「舌を鍛える」と体中の不調が消えていく！

——誤嚥性肺炎、寝たきり、認知症予防にも！

第4章

教えて先生！ 呼吸にまつわる疑問・対策Q＆A

補講

実例！「あいうべ体操」で病気が治った！
――「病巣疾患」に負けない体をつくる

本文イラスト◎瀬川尚志

第1章

健康は「呼吸」で決まる！

——病は開いた口からやってくる

あなたの「舌の先」はどこにある？

さて、ここで質問です。まず、口を閉じてみてください。その状態で、あなたの舌の先はどこにあるでしょうか？

①上あごについている
②歯の裏に当たっている
③よくわからない（どこにも当たらない）

ほとんどの人が、②でしょう。それからぐっと少なくなって①、そして③の順になると思います（左ページ図参照）。

それでは、次に**「あ」「い」「う」「べ」**と、口を大きく動かす動作を1セットとし、10回一緒にやってみましょう。1セット5秒くらいが目安です（やり方は26ページ）。

理由は聞かず、ぜひ、いますぐやってみてください。声は出さなくてもかまいませ

「舌の先」はどこにある?

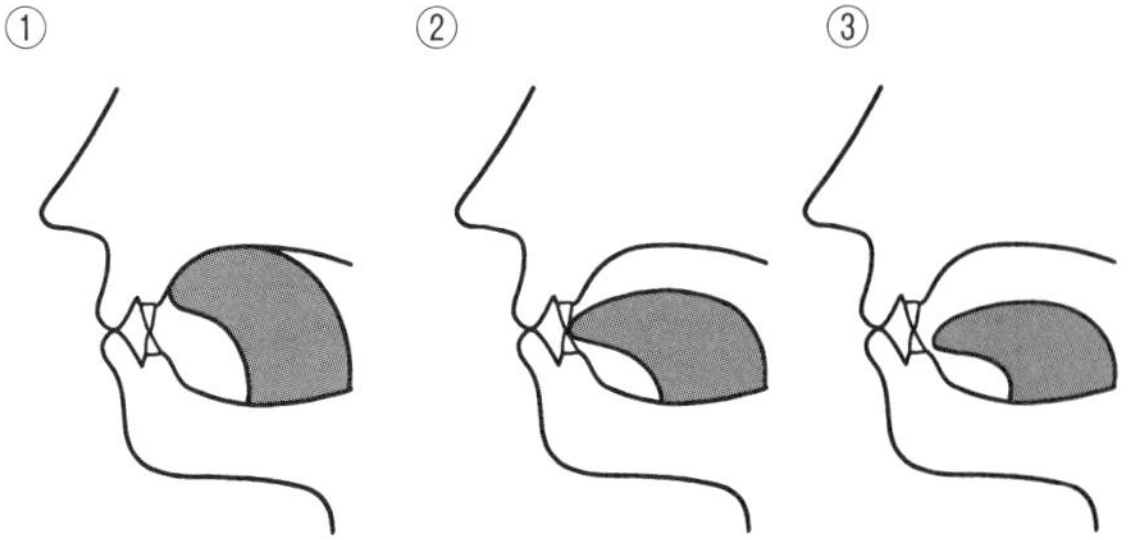

ん。

では、もう一度口を閉じてみてください。あなたの舌の先は、どこに当たっていますか?

不思議なことに、今度は、①になった人が多いのではないでしょうか。

実は、**はじめに②や③だった人は、すでに舌の筋肉が衰えているのです。「舌が寝たきりになっている」**といってよいでしょう。

はじめから①だった人でも、安心は禁物です。おそらく、この口の体操をした後は、それまでよりも舌が上あごに当たっている部分が増えたはずです。

「あいうべ体操」のやり方

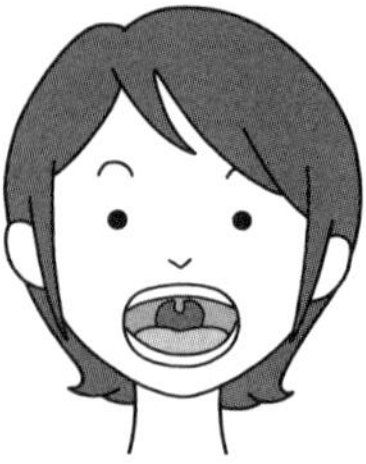

①「あ～」と口を大きく開く
なるべく縦の楕円形に近くなるようにして、のどの奥が見えるくらい口を開ける

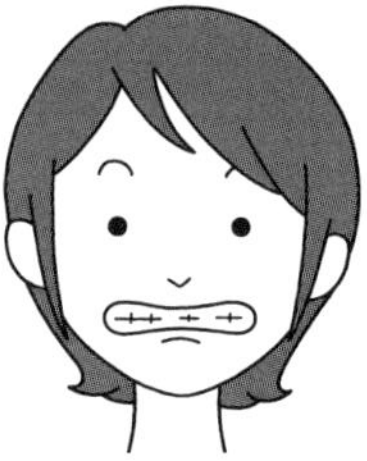

②「い～」と口を横に開く
前歯が見え、頬の筋肉が両方の耳の前に寄る感じがするくらいが目安。首に筋が浮き出るとさらによい

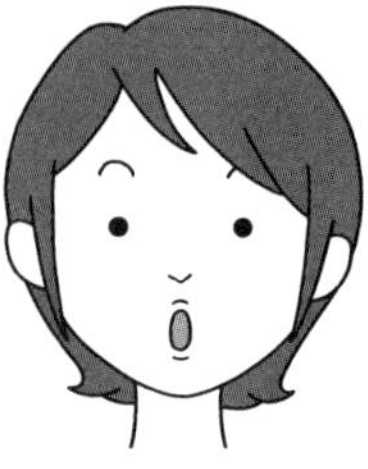

③「う～」と口をとがらせる
思い切り唇を前に突き出すようにする

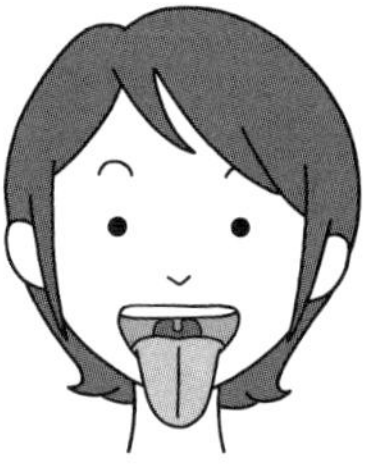

④「べ～」と舌を伸ばす
舌の先を下あごの先端まで伸ばすような気持ちで舌を出す

1日 30 回を目安に無理なく行います。
1回でやるよりも朝・昼・晩と 10 回ずつに分けて取り組むと、日常生活で継続しやすくなります。

「あいうべ体操」は「口呼吸」を「鼻呼吸」に変えていく体操です！

突然のスタートに、驚いた読者の方もいらっしゃるのではないでしょうか。

私はこんな講演会を毎週のように行っています。対象は老若男女を問いません。あるときは高齢者に向けて、あるときは小学生に向けて、あるときは医療関係者に向けてお話しします。

先ほど紹介した口の体操を「あいうべ体操」と呼びます。

「口輪筋《こうりんきん》」をはじめとする口周辺の筋肉と一緒に、舌の筋肉を鍛える体操です。

詳しくは第3章で述べますが、舌の筋肉が衰えてしまうと、舌はだらりと下がってしまい（低位舌《ていいぜつ》）、下あごを支えきれなくなって口が開いてしまいます。口が開いた状態になると、「口呼吸」になってしまいます。

「口呼吸」の問題点についてはこれから述べていきますが、「あいうべ体操」は、**舌**

を本来の正しい位置に戻すことで、自然に口を閉じられ、「口呼吸」ではなく、人間本来の「鼻呼吸」を身につけられるようにと、私が考案した体操です。

「『あいうべ体操』をして、舌の位置が正しくなれば、自然に口を閉じることができる」

「舌を鍛えて口を閉じれば鼻呼吸になり、健康を取り戻せる」

講演会では、いつもこんなふうに説いています。

「鼻呼吸」に変えると人生が変わる！

通勤電車に乗っていると、口をぽかんと開けたままの人が多いことに気がつきます。とくに最近は、スマホ（スマートフォン）を操作しながら口元はゆるみっぱなし、という人が目につきます。

口を開けて寝ている人も多く見受けられます。なかには、車両内に響き渡るようないびきをかく人もいます。そんな人でも、一瞬でも口が閉じると、とたんにいびきの音が小さくなります。

私は、電車に乗っているとき、こんな感じでいつも人物観察をしています。そして、知らず知らずのうちに口が開いている人を見るたびに、

「あ〜、『あいうべ体操』を伝えたい！」

そういう思いに駆られます。


朝の通勤電車で眠いというのは、しっかりとした睡眠がとれていない証拠です。そうやって体を酷使しながら家族のため、今日の生活のために働いている人がたくさんいます。ちょっとでも「あいうべ体操」をやれば、口呼吸が治り鼻呼吸になることで、睡眠の質は向上し、体力もついてきます。

舌先が上あごについているか、歯の裏にあたっているかというのは、わずか1センチ程度の舌の位置の違いなのですが、あなたの健康、ひいては人生を大きく左右します。


「あいうべ体操」は、人間本来の元気を取り戻す、時間もお金もかけない魔法の「口の体操」なのです。

アレルギー、腸疾患、うつ病、高血圧……「口呼吸」こそが万病の元

私が「あいうべ体操」を診療の中心にして、難病といわれる患者さんに向き合ってから、はや20年を超えました。最近では、この体操が、いろいろな場所で活用されるようになってきてうれしい限りです。

喘息《ぜんそく》が治った、肌がきれいになった、風邪を引かなくなった、気分が明るくなったという声を聞くこともしばしばです。舌の位置を矯正し、口を閉じるだけで病気が治った人が大勢出てきました。

いままでの治療の実績から見ても、**口をぽかんと開け、知らず知らずのうちにしている口呼吸こそが、人々の健康を奪う元凶なのだと、私は確信しています。**

ここに、口呼吸に関連があると思われる疾患、症状を列挙してみましょう。

●アレルギー疾患（アトピー性皮膚炎、気管支喘息、花粉症、アレルギー性鼻炎）

●膠原病《こうげんびょう》（関節リウマチ、全身性ループスエリテマトーデス、多発性筋炎など）
●うつ病、うつ状態、パニック障害、全身倦怠感《けんたいかん》
●腸疾患（胃炎、潰瘍性大腸炎《かいようせいだいちょうえん》、クローン病、痔《じ》、便秘など）
●口腔疾患《こうくうしっかん》（ドライマウス、歯列不正、顎関節症《がくかんせつしょう》など）

ほかにも、いびき（睡眠時無呼吸症候群を含む）、尋常性乾癬《じんじょうせいかんせん》、高血圧、腎臓《じんぞう》病、風邪、インフルエンザ、冷え性など、書き出すときりがないほど多くの疾患・症状が挙げられます。

まずは、1分間、口を閉じてみよう

しかし、外来でこのような話をすると、「鼻が詰まってしまうから、口呼吸は仕方がない」という〝反論〟が返ってきます。それはもっともなことだと思いますが、だからといって「そのまま口呼吸でいてください」とはいえません。

ここで大切なのは逆転の発想です。「鼻が詰まるから口呼吸になる」のではなく、**「口呼吸だから鼻が詰まるのだ」**と考えることなのです。私は講演で次のようにも話しています。

「まずは、1分間、口を閉じてみましょう。鼻詰まりぎみの人でも、少しがんばるとできると思います。これができなければ、かなり重症の〝口呼吸人〟です。

お子さんはどうでしょうか。いつもぽかんと口を開けている子どもは、30秒もしないうちに苦しいといい出すかもしれませんし、平気で1分間できる子なら、そのまま唇を閉じる意識を持つよう導くと、鼻呼吸を継続することができて、病気の心配をすることが少なくなります」と。

習慣化していることを断ち切ることは、だれにとっても大変なことです。しかし、口呼吸の習慣をやめ、人間本来の鼻呼吸に治していかなければ、健康であり続けることは非常に困難だといえるでしょう。

口は「命の入り口」、そして「病気の入り口」

しかし、「口が健康にそんなに関係があるのかなあ？」と、いぶかしんでいる方もいらっしゃることでしょう。では、次のたとえで考えてみましょう。

みなさんは、シャワーで体を洗うとき、どこから洗うでしょうか？

もしくは、車を洗うときはどこから水をかけるでしょうか？

大抵の人は上からですね。水は重力に従って上から下へ落ちていきます。ですから、下のほうから先に洗ってしまうと、上のほうを洗ったときに汚れが落ちてきてしまって、もう一度洗わなければなりません。二度手間になってしまいます。

では、これを体に当てはめるとどうでしょうか。たとえば、腸を下から上へ順にたどっていくと、大腸、小腸、十二指腸、胃、食道、咽頭《いんとう》、口腔《こうくう》（口から咽頭にいたる部分）となり、これらは一本の管でつながっています。

では、腸をきれいにしたければ、はじめにどこをきれいにするのが効率的でしょうか。いうまでもなく「口腔」です。**口腔をきれいにすることができなければ、腸の中はきれいにならないでしょう。**さらにたどっていくと、食べ物に行き着きます。食べ物がきれいでなければ体はきれいにならないでしょう。

このように、問題の元となるところを考えていくことは大切です。

「あいうべ体操」を指導し始めて、いちばん驚いたのが「痔《じ》が治った」という声でした。入り口（上流）をきれいにすると、出口（下流）がきれいになります。症状が起きている場所の対処も大切ですが、原因の治療がもっと大切です。

口は「命の入り口」、そして「病気の入り口」と証明したのが、静岡で歯科医院を開業している米山武義氏です。高齢者の口の中をきれいにしていくと、肺炎の発症や発熱者が減少しました。口腔ケアを行うと、肺炎の発症を4割も抑えられることを証明したのです。

口をきれいにすることは、体をきれいにすることです。そして、その最初となるのが、舌を鍛えて口を閉じること、つまり「口呼吸をやめること」なのです。

鼻は優秀な「空気清浄機」&「加湿器」&「エアコン」!

私たちが1日に吸う空気の量は、なんと1万リットル以上です。重さにして、15キロくらい。そして、**呼吸回数は2万回以上です。**これだけの量の空気が体を出入りするのですから、そこには相当量のホコリやチリ、細菌、ウイルス、カビなどの異物が含まれています。それらに対して最前線で防御壁になっているのが鼻です。**口呼吸では、防御がされないまま体の奥深くへ異物を吸い取ることになってしまう**のです。

なぜ口呼吸をすると、体をきれいに保つことができなくなるのか。これだけでも充分お分かりになるでしょう。

さらに、鼻の重要な役割に、**空気の「乾燥」と「温度変化」から体を守ること**があります。

鼻呼吸と口呼吸の違い

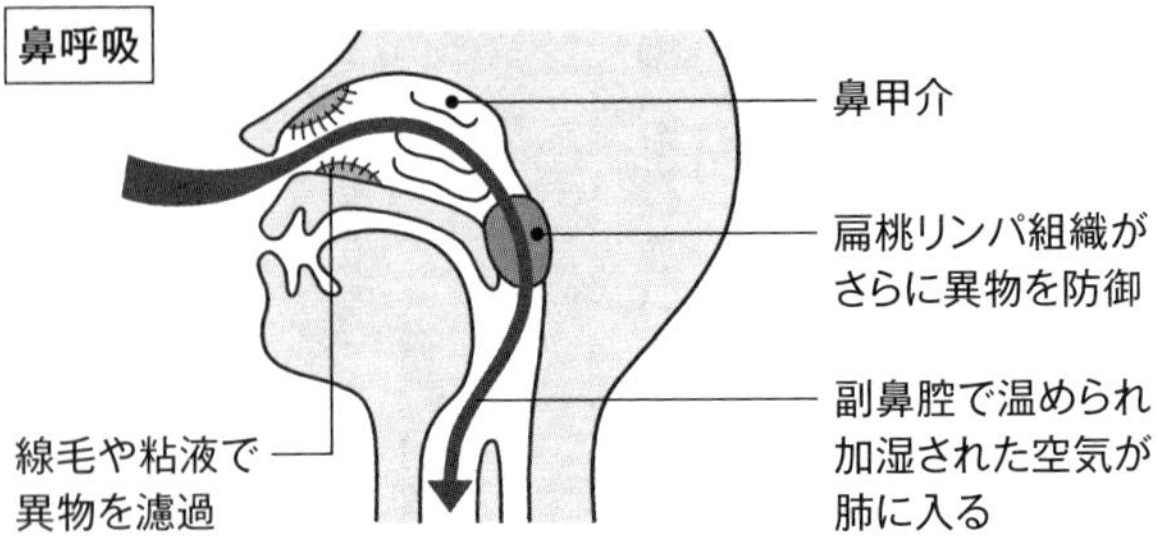

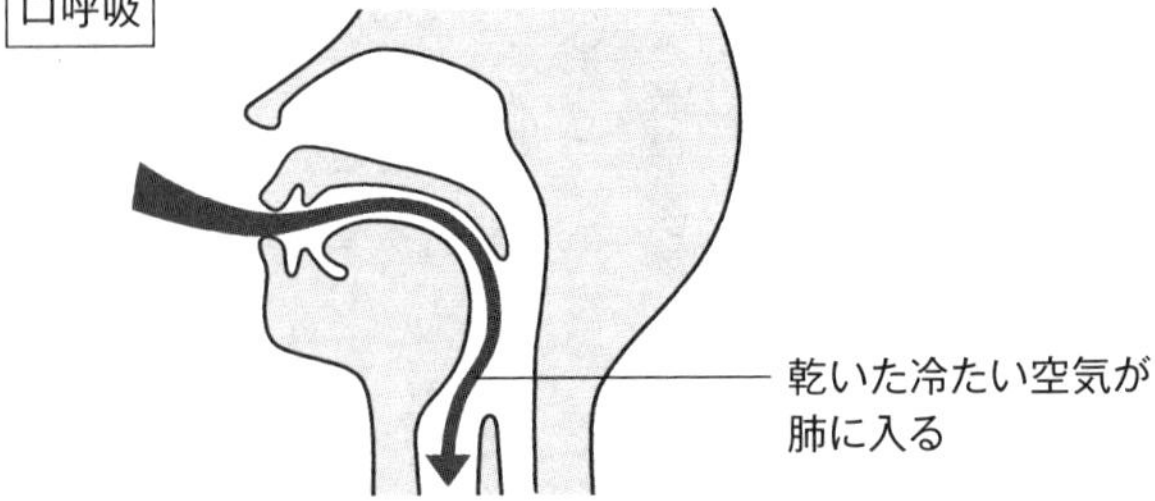

鼻の構造は意外と複雑！

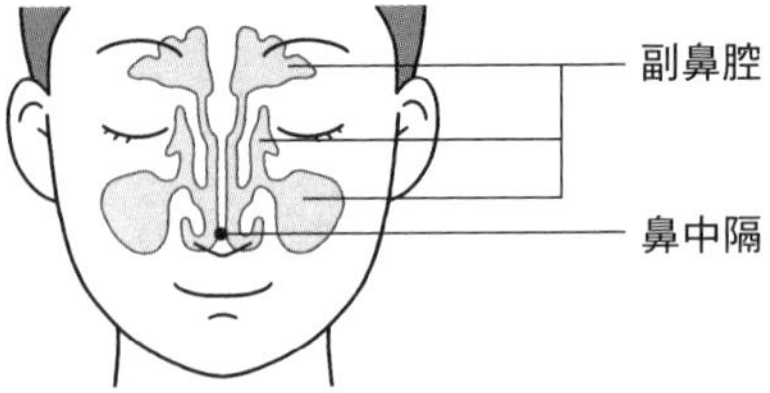

鼻を横から見てみると……

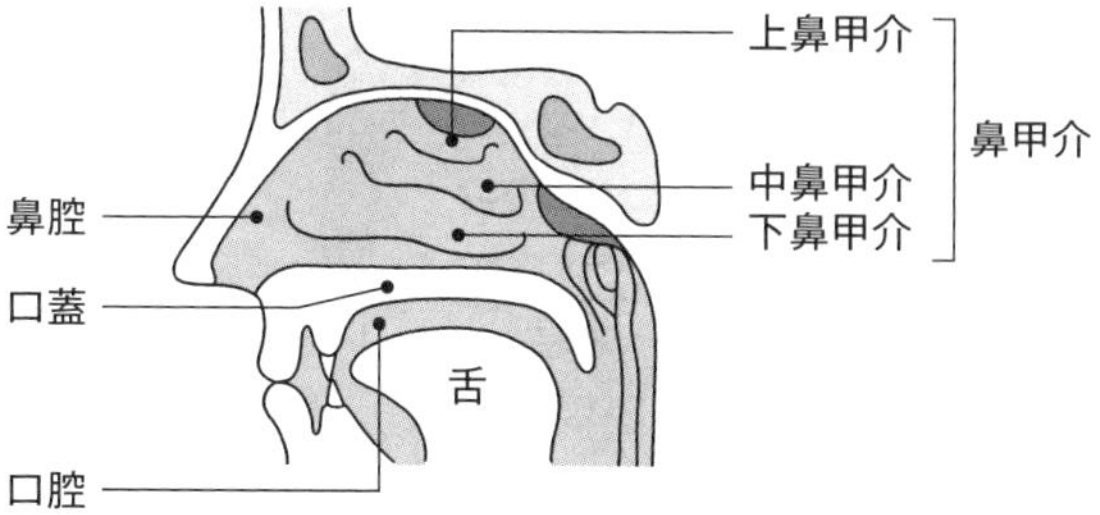

図のように、鼻はとても複雑で入り組んだ構造をしています。

血流が豊富な鼻甲介《びこうかい》や鼻中隔《びちゅうかく》は、常時適度に湿り気を持ち、冷たく乾燥した空気が取り込まれると、速やかに湿度と温度を与えることができます。

口呼吸では、冷たい空気はそのまま気管から肺に到達し、気管支の収縮（攣《れん》縮《しゅく》といいます）を起こします。

人体は生命を維持するために適度に水分を保ち、乾かないようにできています。目が乾くと、結膜、角膜損傷を引き起こしますし、皮膚から水分が蒸発すれば、すぐに干からびてしまいます。

口腔の粘膜も、唾液《だえき》によってしっかり

ワルダイエルのリンパ輪

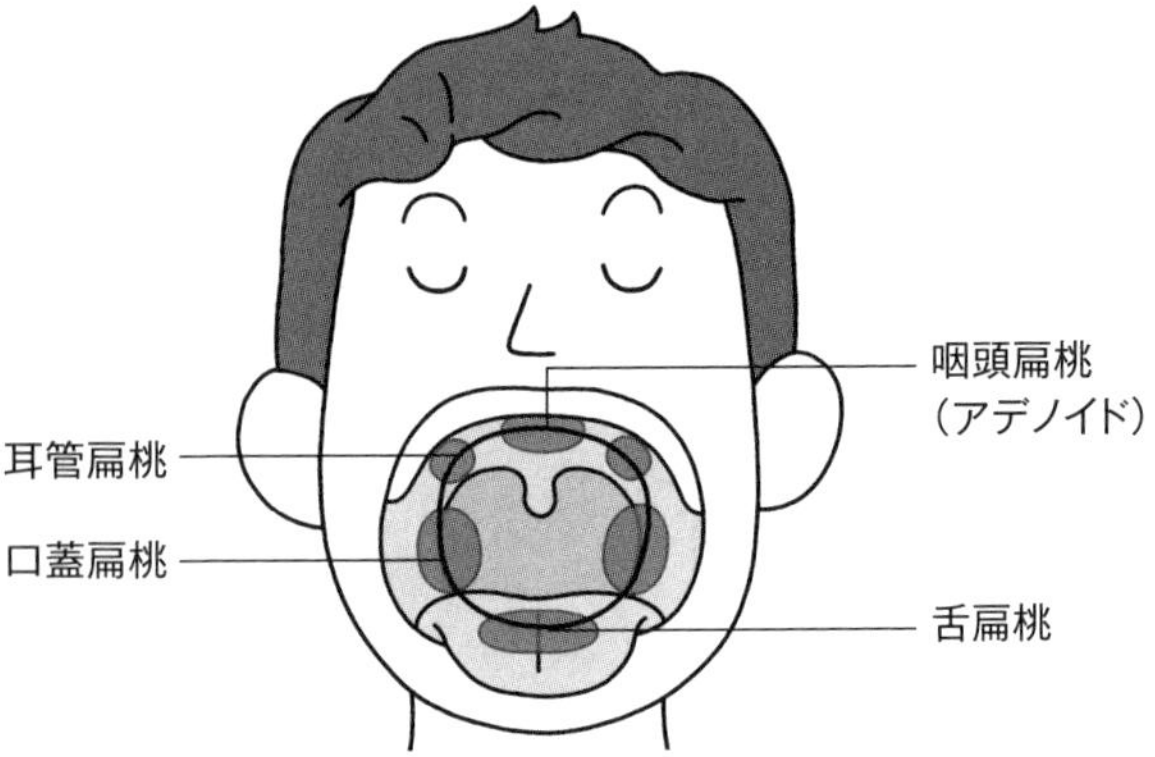

と潤っている状態で、免疫細胞が本来の力を発揮します。しかし、口呼吸になると、口が渇き、ドライマウス（口腔乾燥症）と呼ばれる状態になります。すると、免疫機能も弱くなり、むし歯や歯周病が悪化し、なめらかなおしゃべりもできなくなります。口の中が渇き不衛生になれば、口腔内の悪玉菌が増えて口臭が発生します（47ページ〜参照）。

　免疫力に関係するリンパ球は、その多くが腸管に存在します。そして、その入り口であるのどの奥には、咽頭扁桃《いんとうへんとう》、口蓋扁桃《こうがいへんとう》、舌扁桃《ぜつへんとう》といった「ワルダイエルのリンパ輪《りん》」という免疫細胞が集合した組織があります。ここは、外部からの

のどにある主な器官

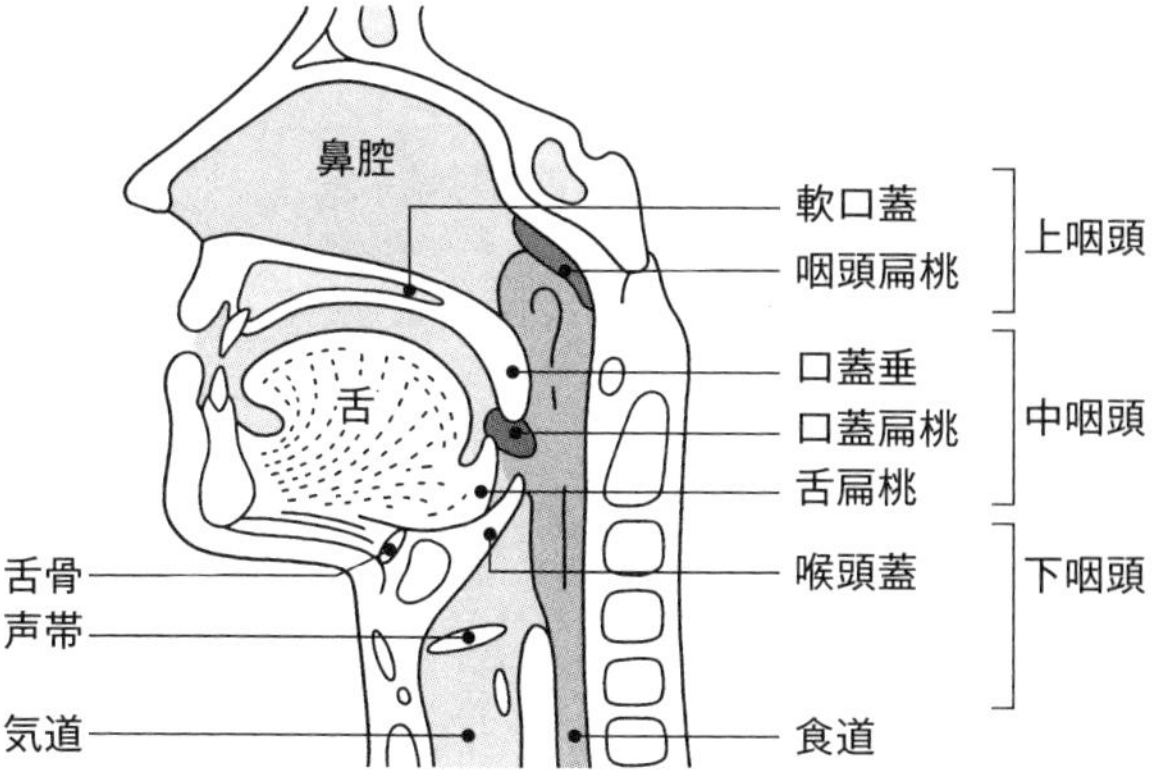

異物に対する砦《とりで》ですが、**悪玉菌が増えてしまうと、体を防御する一方で、それ自体の感染も引き起こします。**

風邪を引くと、扁桃が腫《は》れたりします。あれは、防御反応なのです。しかし、慢性扁桃腺炎や蓄膿症《ちくのうしょう》があったり、しょっちゅう風邪を引いたりすると、そこが病気の元（原病巣《げんびょうそう》）になり、関節炎や腎臓病など全身の臓器に関係することがあります。

口に起因する病気は、まさに「風が吹けば桶屋が儲《もう》かる」のことわざで言い表すことができます。専門用語で**「病巣《びょうそう》疾患」**と呼びます（詳しく知りたい方は補講の章、175ページ〜参照）。

あなたは大丈夫？口呼吸かどうかチェックしてみよう

ここまでの話を読んで、「私はいつも口を閉じ、鼻で呼吸しているから大丈夫」と思っている方も多いことでしょう。実際、当クリニックを受診される患者さんたちに尋ねてみると、ほとんどの人が「自分は鼻で呼吸をしている」とおっしゃいます。ところが、そういう患者さんの実に9割は慢性的に口呼吸の状態になっていました。

それは無理もないことです。ふだんから、鼻と口、どちらで息をしているかなんて、ほとんどの人が気にしていません。

そもそも「口呼吸」とはどういうものなのか、詳しくは2章で説明しますが、次ページから、自分が口呼吸をしているか、いますぐ調べられるチェック項目を挙げています。一つでも当てはまれば、知らず知らずのうちに口呼吸をしている可能性があります。かなり厳しいと感じるかもしれませんが、それは、そうでもしないと、「私は鼻で息をしているから大丈夫」と安心してしまう人が出てきてしまうからです。

□正面から見て、唇が常時、半開きの開口状態にある

□唇が乾きやすく、表面がかさついている

↓口が開いていれば即、口呼吸とみなします。口が開けば口の中は乾き、唇もかさつきます。このような人を横から見ると、下唇がぺろっとめくれている状態になっています。これを魚が口を開けたように見えることから、「魚口」と表現することもあります。

□まぶたがいつも腫れぼったい

↓顔がむくみやすい人は表情筋の動きが少なく、口を閉じる筋力が弱っています。

□口を軽く閉じたときに、下あごにしわ（梅干し）ができる

↓過度に筋肉を緊張させないと口を閉じることができない証拠です。軽く口を閉じた状態で、下あごに緊張が走らないのが正常です。

□左右の目の大きさが違っている

□口を閉じたとき、口角《こうかく》の高さが違う

↓顔のバランスは生まれつきや骨格のせいだと思い込んでいる人も多いのですが、

口呼吸が顔のゆがみの大きな原因になっています。口元がゆるむと歯並びや噛み合わせが悪くなり、顔全体に影響を与えるのです。また、片側噛みの癖があったり、横向き寝やうつぶせ寝の癖があったりすると、顔のゆがみを助長し、口呼吸はより慢性化します。

□舌の横に歯型がついている

□舌の表面に舌苔《ぜったい》が厚く付着している

↓これは、低位舌（舌の筋肉が弱って舌がだらりと垂れ下がること）の証拠です。舌が下がると下あごを支えることはできませんから、口が開いてしまいます。舌先がつねに上あご（口蓋《こうがい》）に接していると、舌の横は奥歯と接触しませんし、舌の上面（舌背《ぜつぱい》）の舌苔は自然とそぎ落とされていきます。

□おしゃべりや会話が好きなほうだ

↓言葉を発するというのは、口呼吸をしているということです。おしゃべり好きで、筋肉の量が少なく体が冷えやすい人は、口呼吸を原因とする関節リウマチなどの膠原病《こうげんびょう》（自己免疫疾患）を発症する傾向があります。

□寝ているとき、いびき・歯ぎしり・食いしばりをしているといわれる

↓寝ている間にこうした行為があると、無意識に口呼吸をしています。

□タバコを吸う

↓喫煙が健康に悪いのはいうまでもありませんが、「煙を口から吸って口から吐く」という、口呼吸の害も見逃せません。

□ため息が出やすい

↓ため息は口から息を吐くので口呼吸です。ため息をつくと運が逃げる、不幸になるとの俗説があります。私は、ため息はタバコと同じだと説明しています。ため息をついている（タバコの場合は吸っている）本人はもちろんのこと、ため息をついているところを見たり聞いたりした（タバコの場合は吐き出した煙を吸い込んだ）周囲の人の健康も害するからです。

□ジョギングなど激しい運動を習慣にしている

↓激しい運動をすると、一刻も早く肺に酸素を送ろうとして口呼吸をしてしまいます。日常的に運動を続けるとしたら、口呼吸にならないくらい軽めの有酸素運動がおすすめです。

以上13項目を挙げましたが、あなたはいかがでしたか？

趣味、出産、仕事……口呼吸の意外なきっかけ

なお、チェック項目にはありませんが、次のような場合も口呼吸を助長させてしまいます。

たとえば吹奏楽です。歌を歌ったり管楽器を吹いたりするのは、その間ずっと口呼吸になってしまうので注意が必要です。もちろん、私は「音楽をやめろ」と主張しているのではありません。「自分はいま口で呼吸をしている状態だ」と、理解しながら行うのがよいでしょう。それを意識せずに漫然と続けてしまうと、口呼吸が常態化してしまいます。

また、女性は、妊娠や出産がきっかけで口呼吸になってしまうことがあります。

筋力の弱い女性にとって、大きなお腹を抱えて歩くのは大変な作業です。少し歩いただけで息が上がり、口呼吸になってしまいがちです。

さらに、臨月になると仰向け寝が難しくなりますから（うつぶせ寝はもちろんできないですが）、自然と横向き寝になってしまいます。このときも一方ばかり向かないように気をつけることです。出産がきっかけで口呼吸が常態化してしまい、産後、仰向けで寝ていびきをかきだす女性は多いものです。

妊娠・出産を経てバセドウ病や関節リウマチなどの免疫病を発症することもあります。これも、口呼吸が常態化してしまうことと深く関係していると思われます。

職業によっても口呼吸が強制される場合があります。学校の先生など、人に講義や説明をする人、アナウンサーなどです。理由は、さっきのチェック項目に挙げた、会話やおしゃべりが多くなるからです。私も、診察の時などは一日中しゃべっていますから、ずっと口呼吸になっているわけです。ときどき鼻で吸う〝息継ぎ〟でもすればいいのですが、しゃべっている最中には難しいものです。

人は多かれ少なかれ、しゃべることは日常生活で不可欠ですから、いつも口を閉じて無口でいることはできません。**会話中は「口呼吸になっている」と注意し、しゃべらないときはしっかり口を閉じるように意識しましょう。それだけでもだいぶ口呼吸をする機会は減らせるはずです。**

「目は口ほどにものを言う」ということわざがあります。その逆もしかりで、毎日、鏡を使って口の中をのぞくだけで、自分の体が健康かどうかすぐにわかります。

血流が悪くなっていたり、タバコを吸っていたりすると歯茎《はぐき》の色も悪くなりがちです。歯肉の色や、舌の苔の色、歯痕《しこん》なども確認してみましょう。ときには、歯磨き後に食紅を塗ってしっかりと磨けているかどうか、口の中がきれいかどうかのチェックをするのもいいでしょう。

もちろん、ふだんから口呼吸になっていないかもチェックしましょう。自分の癖はなかなかわからないものです。呼吸のように身近なことになればなるほど、自分ではわからなくなってしまいます。「私は鼻で呼吸しているから大丈夫」と思い込む前に、時々41ページからのチェックリストを見直してみてください。

少しでも思い当たることがあったら、「あいうべ体操」をして、舌をきちんと伸び縮みさせてみてください。すると、自然と口が閉じられ鼻で呼吸できるようになります。とても単純なことですが、それがあなたの健康を守るために、いますぐできることなのです。

歯科医の視点①

「口腔ケア」で救われる命がある

昔から**「肺炎は老人の友」**という言葉があり、高齢者の直接の死因のトップなのです。体力のない乳幼児や高齢者にとって肺炎は怖い病気のひとつです。

さらにいうと、その60〜80パーセントが**「誤嚥性肺炎《ごえんせいはいえん》」**です。これは、老化や脳血管障害の後遺症などで嚥下《えんげ》（飲み込み）やせきをする力が弱くなり、口腔の細菌や食べ物が誤って気管や肺に入って起こる病気です。

ところで、**口腔や義歯《ぎし》を清潔にし、口腔の細菌を減少させるために口腔ケアを行うと、高齢者の肺炎の発症率が40パーセント低下する**ことがわかっています。現在は口腔ケアが見直され、全国的に病院や高齢者施設では本格的に口腔ケアを行う機会が増えました。

阪神・淡路大震災では、死亡者6434名の中で、災害のストレスや生活環境の悪化による震災関連死は922名（約14パーセント）でした。そのうち肺炎は約4分の

1であったことから、適切な口腔ケアが行われていれば、多くの人命が救われたとされています。

ちなみに、「歯磨き」と「口腔ケア」の違いですが、前者は単に歯だけを磨きます。口を教室にたとえると、歯磨きは机の上だけを拭くようなものです。

教室には天井も床も黒板もあります。**教室全体をきれいにすることが口腔ケアです。**歯のみならず、舌・口蓋・頬の粘膜もきれいにすると同時に、そこに刺激を加えることで、これらの動きを促します。歯だけ健全でも食べることはできません。食べるときには、唇・頬・舌すべてを使わなければならないのです。

「口の中」は想像以上に汚れやすい

さて、何らかの理由で口から食べることができなくなったら、鼻からの経管栄養や胃に穴を開け流動食を直接胃に流し込む、胃瘻《いろう》の処置を施さなければなりません。このような状態になれば口を使う機会が減ります。そうすると、口はきれいになると思いますか？　それとも汚くなるでしょうか？

正解は、だれも住まない家が傷むように、口も汚れます。たとえば、脳血管障害で口の片側にマヒがあると、その側に食べカスがたまったり、歯垢《しこう》や歯石《しせき》などがつきやすくなります。しかも人の体温は約36〜37℃で、これは細菌が大増殖し腐敗が進みやすい環境なのです。また口が開いたままだと、口腔の粘膜や痰《たん》などの分泌物が乾燥し、それを取ろうとすると出血を起こしてしまいます。


ふだん、私たちの口の中がどれだけ汚れているか、簡単に確かめることができます。透明なコップを用意し、水を入れてください。そして、歯磨き剤をつけない歯ブラシで歯を磨いてください。その歯ブラシをコップの水につけ洗いしながら、磨き続けてください。これを数回繰り返すと、水が濁ります。いかに自分の口が汚れているかがわかります。この水を飲めといわれても、とても飲む気にはならないでしょう。

ある歯科衛生士から聞いた話ですが、保健師から寝たきりの高齢者の口にモゾモゾ動くものがいるといわれ、その人の口の中を調べてみたところ、なんと口の中にハエが卵を産み、ウジがわいていたそうです。

また、30年ほど前、ある障害者施設での話です。その施設にはボランティアの方が大勢いて、寝たきりの方のためにオムツ交換を担当していました。重度のため言葉を出せない方に対しても言葉がけをしながら交換をしていましたが、ある方にだけはだれも言葉がけをせずに息を止めてオムツ交換をしていたそうです。それは、その方の口臭があまりにもひどかったからでした。ところが、ある歯科衛生士が口腔ケアを始めると口臭がなくなり、それからは、だれもが言葉がけをするようになりました。これをきっかけに口腔ケアをほかの入所者にも行うと、施設特有のにおいまでなくなりました。その施設特有のにおいとは、口臭だったのです。

口腔ケアが見直される十数年前まで、医療現場では排泄《はいせつ》より口腔のケアのほうが嫌がられたといいます。このような話が、少し前まで全国各地にありました。

ヒトの免疫は「口」から始まった

さて、冒頭でも触れた「誤嚥性肺炎」は**食べカスや細菌などを誤嚥することで起こ**

るので、その予防には口腔を清潔にすることが不可欠です。

では、なぜ細菌が入ると肺はすぐに炎症を起こしてしまうのに、細菌が多くても口腔は平気なのでしょうか？　これを生物の進化から考えてみましょう。

このことを考えるに当たり、まずお聞きしたいことがあります。

酸素を運ぶ「赤血球」と病原菌を攻撃し体を守る「白血球」。ヒトへの進化の過程でどちらが先に出現したと思いますか？

正解は白血球です。では、どうしてでしょう？　ここでその理由を説明します。

生物の細胞分裂は、精子が卵子に受精した瞬間から始まります。細胞分裂が繰り返され多細胞となり生物は大型化します。細胞分裂が進み体が大型化すれば、すべての細胞へ栄養を供給するのが困難になってきます。そこで、細胞の一部が陥没して口の原形ができます。これを「原口《げんこう》」といいます。そう！　生物の進化の過程において、**ヒトの体の中で口が最初に登場する**のです。

口ができることで栄養の摂取効率が増加します。おかげで、細胞はますます巨大化し、そして、さらに多くの栄養が必要となります。そこで口が深くなり腸管ができます。それにより、飛躍的に摂取効果が高まり、生物は巨大化の道を歩み続けます。

しかし、ここに落とし穴があります。それは栄養を体内に取り込みやすくなるということは、同時に病原性を持つ細菌の侵入も許してしまうということでもあります。

これでは、命にかかわります。そこで、腸管の周囲には最初の免疫細胞である原始マクロファージが誕生しました。これが白血球の祖先ともいえるものです。現在のヒトの免疫は、口から食べることがきっかけでつくられたのです。このため、**ヒトの体の全免疫細胞の約60パーセントが腸管の周囲に存在します**。のどの周囲に、口蓋扁桃・咽頭扁桃・舌扁桃・耳管扁桃などのリンパ組織が輪状にある（ワルダイエルのリンパ輪／38ページ）のは、細菌が気管や消化管に侵入するのを阻止するためです。

そして、その入り口である口から食べることは、生物が進化するうえで手に入れた栄養摂取の方法であり、それゆえ、口腔には高い免疫力も備わっています。ですから、細菌が多少多くても平気なのです。一方、炎症を起こしやすい肺は、食物の摂取とは無関係に進化したので、免疫力が弱いのです。

ヒトの免疫は口から食べることにより進化してきました。ヒトの体がつくられるのも、その後の健康を維持・増進させるのも、すべて口について考えることから始まるのです。

第2章

自然治癒力を高める「呼吸の仕方」を取り戻そう！

――「鼻は呼吸」「口は食事」のためにある

「生きるために当たり前の動作」こそ、学習が必要

第1章では、「呼吸」という当たり前の動作が、あなたの健康を大きく左右することを述べてきました。第2章では、その呼吸の「仕組み」について見ていきたいと思います。

その前に、私がなぜ、こんなにも「呼吸」に関心を寄せるようになったのか、私の医学的なスタンスを交えながら述べていくことにしましょう。

自分の手をじっと見てください。指がついていますが、親指は少し離れていますね。この親指とほかの指を合わせてみてください。指で丸い輪が作れるはずです。これを「母指《ぼし》対向性」といいます。霊長類に見られる特徴で、ほかの指と合わせられる（対抗する性質）ため、ものをつかむことができ、さらにそれによって手はいろいろな使い方ができるようになりました。言い方を換えれば、私たちの手は何かひとつに特化

していないからこそ進化してきたのです。

ウマの足は速く走るために進化してきましたから、中指一本で体を支える構造になっています。ものをつかんだり、いろいろな方向に曲げたりということはできません。

一方、人間の手は汎用性《はんようせい》があり、どのような動きでもできるようになっていますが、元からその動きを知っているわけではありません。一つひとつ学習していく必要があります。

これは手に限ったことではありません。**歩くこと、食べること、呼吸すること、こうした日常生活における一つひとつの動作も、学習する必要があります。**

呼吸方法にもさまざまなバリエーションがあります。国や地域によっても違います。放っておけば自然と正しい呼吸ができるようになる、というわけではありません。

「咀嚼《そしゃく》」も同じです。前歯で噛みちぎって、奥歯ですりつぶすという運動も、軟らかな食べ物（軟らか食）があふれた現代では、しっかり学習できません。

「そのままで」「ありのままで」というのは聞こえはよいのですが、基本動作を学習するに当たっては、あまりおすすめできません。

私にいわせれば、「どこで息をするのですか?」という質問に対し、「口でしょ」と、何の疑問も持たず間髪入れずに答える人たちは、生きるための基本動作の学習がなされていないのです。これは人間が、「何でもできる」ように進化したがゆえの落とし穴といえるでしょう。

ところが、このようなことは医学教育の現場では教えられないのです。**呼吸の仕方、咀嚼の仕方、歩行の仕方、こうした日常動作こそが万病の元につながる要因となっているのに、**です。

●体を「丸ごと診る」ことに私がこだわる理由

突然ですが、「地球上でいちばん栄えている生物」は何か知っていますか?

それは、昆虫です。いま知られている生物の、実に半分以上は昆虫に属します。なかでもアリは、小さい体でその「生物量（バイオマス）」は、1、2位を争うほどの大きさがあります。

アリは社会性を持った昆虫で、女王アリを中心とした生活を、複雑に入り組んだアリの巣やアリ塚で営んでいることはよく知られています。アリがあのような入り組んだ〝家〟をどのような設計図の基に作っていくのか、とても不思議に思えます。

アリ塚が作れるのは、アリ一匹一匹の働きももちろんありますが、アリの社会としてのシステムが素晴らしいからです。それでは、1匹のアリを詳しく観察すると、アリの社会のことがわかってくるでしょうか。とても不可能でしょう。観察対象を1000匹に広げればわかるでしょうか。おそらくそれでも無理でしょう。

アリの作り上げた社会、システムを理解するためには、一匹一匹の動きよりも、全体としてどのような仕組み、つながりになっているのかを見ていくことが大切なのです。

これを人に当てはめてみましょう。人の体をアリの巣だとして、一つひとつの細胞をアリだと考えてみてください。一つひとつのアリ（細胞）を詳しく見ても、とうていアリの巣（体全体）は見えてこないでしょう。ましてや、人間には体だけでなく心もあります。一つひとつの細胞と心との関係となると、どれくらい複雑な関係を持っているのか、あるいは持っていないのかすらわかりません。

医学が進歩して、「ヒトゲノム（遺伝子配列）」もすでに判明しました。しかし、ゲノムがわかると人の心も体もすべてわかるのかというと、いまのところ難しそうです。人間の体は、拡大鏡で、光学顕微鏡で、電子顕微鏡で、詳細に見ていったとしても、その先にはまだまだ果てしない未知の世界が広がっているのです。詳細に細胞を追及しても全体を見ていることにはなりません。人体というシステムを見ることも医療の大切な側面です。

私が西洋医学の医師でありながら、東洋医学を学び、患者さんを部分的ではなく、丸ごと観察しようとするのもこの視点があればこそなのです。

生きることは“息《いき》る”こと

それでは、本題の呼吸について話を進めていくことにしましょう。

生きることは「息《いき》る」ことです。

使い古された表現ですが、どれくらいの人がこのことを実感しているでしょうか。

あまり存在感のないことを「空気のような」と表現しますが、空気以上に存在感を感じさせずに、大役を演じているものはないといっても過言ではありません。

現在の地球上の大気中の酸素濃度は21パーセントに保たれています。この濃度が薄くなってしまえば、とたんに息苦しくなってしまいます。逆に酸素濃度が上がると、身体活動は高まります。

かつては地球の酸素濃度が30パーセント以上と、いまの1・5倍ほどの時期があったのです。昆虫は、肺を持たないために酸素の取り込みが効率よくできませんが、その時代には、羽を伸ばした大きさが最大で75センチもある巨大トンボなど、巨大昆虫が存在しました。

このように酸素濃度ひとつをとっても、私たちの体や生活を大きく変えてしまいます。いまよりも空気が薄くなってしまえば、酸素の争奪戦が始まるでしょう。「酸素大安売り」なんてスーパーやコンビニで販売されるかもしれません。私たちは、この無料で、無尽蔵に広がっている空気、酸素に感謝し、それがなければ生きていけないということを忘れてはならないでしょう。

私たちは生きているうちはずっと息をし続けます。産声《うぶごえ》で始まり、息を引き取って終わりですから、息をする時間は人生と同じです。何気なく生きているときも、必ず息をしています。心臓の鼓動を感じることがふだんはほとんどないように、呼吸を感じることもありません。それほど自然に行っている動作なのです。

「内呼吸」と「外呼吸」

ひと口に呼吸といっても、**「内呼吸」**と**「外呼吸」**に分けられます。

内呼吸とは、細胞と血管の間で行われる酸素と二酸化炭素の取り込みです。

一方の外呼吸とは、空気を体の外から取り込み、肺で酸素を吸収し、二酸化炭素を排出することです。もちろんどちらも大切ですが、ここでは呼吸といえば外呼吸ということにします。

人体で呼吸器といえば鼻、口から咽頭《いんとう》、気管、気管支を通って肺胞にまで至る、大きくいうとひとつの袋状になっているものです。そもそも肺は、魚の浮き袋が変化したものですから、当然なのかもしれません。この袋状の呼吸器系に、空気が出たり入ったりすることを呼吸といいます。

ヒトでは主に肺でガス交換を行いますが、魚ではエラ、両生類ではエラ呼吸から肺呼吸へと、生長するにつれて変化します。またドジョウのように、エラだけでなく腸で呼吸をしたり、ボルネオ島に住むあるカエルのように、肺を持たず皮膚呼吸のみの動物もいます（ちなみにヒトは、皮膚呼吸はしていません）。もちろん昆虫や植物も呼吸をしていて、さまざまな生き物が、それぞれの環境に合う方法で呼吸をしています。

人体の不思議！
鼻は片方ずつ上手に休んでいる

それでは、人間はどのように体内に空気を取り込んでいるのでしょう。言葉を換えると、どのように外呼吸をしているのでしょう。

人間の肺は、実は自分自身の力では膨らむことができません。横隔膜《おうかくまく》や外肋間筋《がいろっかんきん》といった吸気に関する筋肉が収縮すると、胸腔《きょうくう》（肺が収まっている胸部）内の圧力が低くなる、つまり陰圧になり、鼻から空気が吸い込まれます。空気が入って膨らんだ肺が元の大きさに自然と戻ろうとするときに息が出ていきます。私たちが、意識して息を吸ったり吐いたりする（努力呼吸）ときにはさまざまな筋肉が協調運動をします。

心臓は休みなく24時間鼓動を打ち続けて私たちの生命を維持していますが、「あぁ、ちょっと休もう」といって、数十秒でも働かなければ体は大変なことになります。

ところが、休みなく鼓動を打ち続けるといっても、ぐぐっと血液を送り込んだ後は、血液が再び心臓に充満するまで休めるわけです。心臓は収縮して、その後の拡張の際には休んでいるともいえます。そうすると実際には、大体半分くらいの時間働いていることになるでしょうか。

一方、呼吸の窓である鼻も24時間空気を通しているのですが、こちらには休みがありません。なぜなら吸気のときも、呼気のときも仕事があるからです。鼻のほうが心臓よりも過酷な仕事をしているのかもしれません。

このように書くと、24時間休むことなく働いている鼻が、その過酷さに耐えられるのか、と心配される方もいるかもしれません。でもご安心ください。なぜなら、鼻には2つの穴が開いているからです。

実は、**左と右で2~3時間ごとに呼吸の通り道が変わっている**のです。これを**「ネイザルサイクル」**と呼びます。

〝自動洗浄機能〟でチリや細菌を排出!

呼吸の仕組みについてより理解を深めてもらうため、鼻の「ネイザルサイクル」について、少していねいに説明しておきましょう。

鼻は、鼻の奥にある鼻甲介《びこうかい》と呼ばれるところの粘膜を左右交互に腫れたりしぼんだりさせることによって空気の流れを調整しています。これは自律神経によってコントロールされています。ただし、詳しい調節機構はまだよくわかっていません。

そのサイクルは前述したように、だいたい2、3時間おきで、とくに片側の鼻詰まりは横向きに寝ているときに顕著のため、このことが寝返りの理由のひとつであるといわれています。

このネイザルサイクルは、**「鼻を片方ずつ休める機構」**でもあるといえます。この休みがあることによって、24時間いつも万全の状態で、よい空気を体内に取り込むことができます。

口はひとつですから、交互に休むことができません。このことからも、口呼吸は体に負担をかけることがわかります。

ネイザルサイクルによって粘膜が充血し腫張した側の鼻では粘液分泌が高まります。空気中からかすめ取られた異物はその粘液に付着し、鼻粘膜上皮《びねんまくじょうひ》の線毛《せんもう》運動により、

誰にも気づかれずにこっそり休憩！

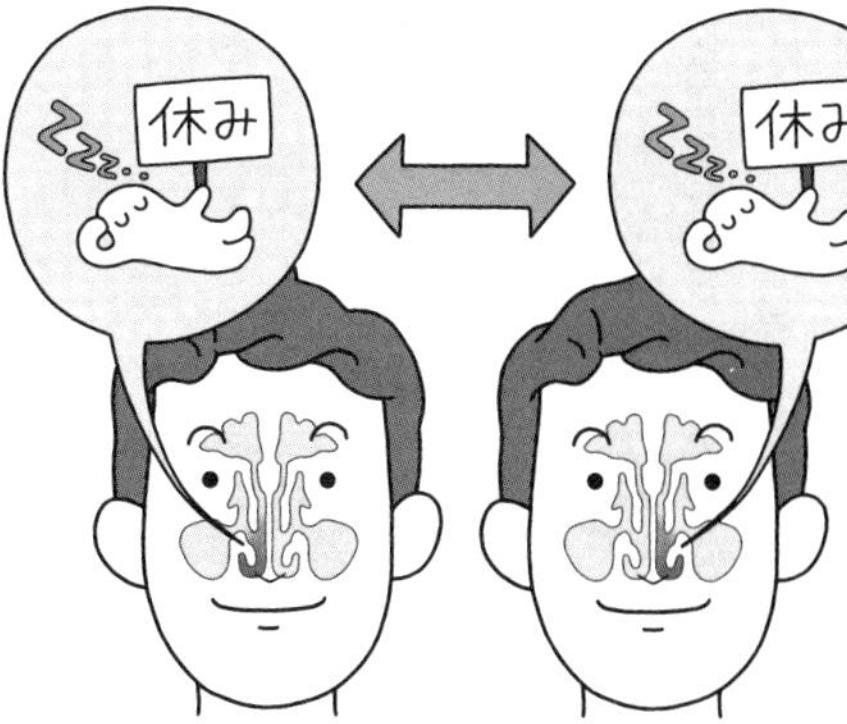

鼻腔の外へ外へと送られていきます。そうやって鼻は自動的に洗浄を行いながら、次の空気の取り込みの機会まで休んでいるのです。最近では、室内エアコンも自動洗浄機能があるようですが、それに似ています。

この左右の鼻の働きが変わる瞬間は、まったく気づくことができないほど巧妙にコントロールされています。どのようにして、このような調節機能を獲得したのかわかりませんが、24時間絶えず働き続けなければならない宿命を背負った器官だからこその進化なのかもしれません。

そもそも、病気につながる「口呼吸」って何？

「あなたは呼吸をどこでしますか？」と聞かれると、たいていの場合「鼻」と答えるでしょう。確かにそうなのですが、本当に鼻で呼吸しているでしょうか？

第1章で紹介したように、当クリニックを受診する方のなんと9割は、私がいうところの「口呼吸」になっています。そして、**自分自身では鼻で呼吸をしていると思い込んでいる**のです。

これまで口呼吸による弊害を述べてきましたが、では、正確には「口呼吸」とはどのような状態、行動をいうのでしょう。これがわからないと、自分が口呼吸なのかそうでないのかが判断できません。

会話したり、激しい運動や泳いだりしたときなど、私たちは口呼吸をしています。しかし、口呼吸が一律に悪いというわけではありません。ここで、**病気につながる口呼吸**を次のように定義してみます。

「本来は、吸う息も吐く息も、ともに鼻から行われるべきものであるが、それをどちらかでも口で行う状態のことを口呼吸という」

「餅を喉に詰まらせて死ぬ」のは人間だけ!?

実は、当たり前のように口からでもしている呼吸ですが、これはヒトが進化の中で身につけた特異的な行動なのです。

生物の鼻はまず、においを感じ取る器官として発達してきましたが、陸上で生活するようになると、呼吸器官としても発達しました。

哺乳類の口の上には口蓋《こうがい》があり、口腔と鼻腔は独立した空間になっています。これにより、鼻で息をしながらよく噛んで食物を摂取できるようになりました。

37ページの図にあるように、私たち人間の鼻と口も口蓋によって分かれています。口は食物を摂取するもの、鼻はにおいを感じ取り酸素を取り込むものとして機能が分かれています。しかし、ヒトにだけ、**口に言葉を発するという機能が加わったため、**

食べ物の通り道と空気の通り道

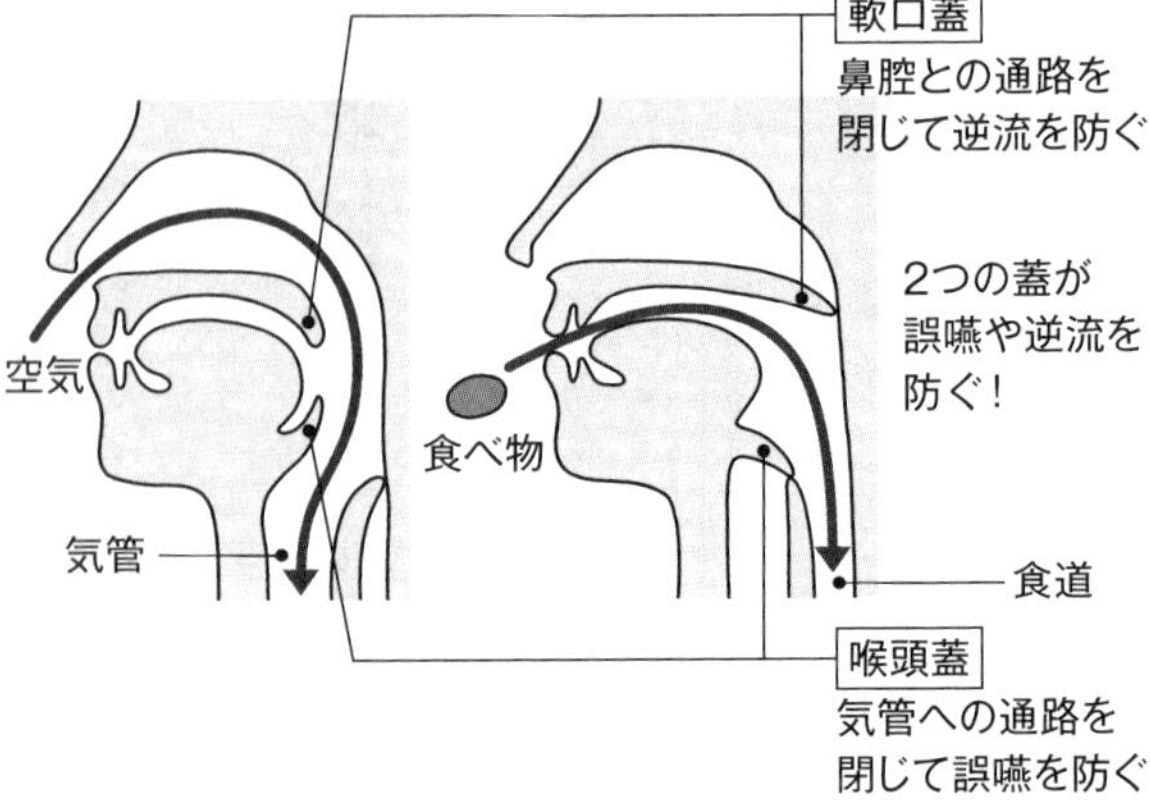

付随的に呼吸をする機能も備わったのです。

人間が口でも呼吸ができるようになったのは、進化の過程で、言葉を獲得したことにより口と気管がつながったためです。

産婦人科の世界では、生まれたての赤ちゃんを「nose-breather」といいます。「鼻呼吸する人」と訳すことができるように、人間の赤ちゃんは乳児期までは、口で乳を飲み、呼吸は鼻でしかできないのです。赤ちゃんも言葉を発するようになると、口呼吸が可能となります。

ヒトに近い類人猿でも、鼻は呼吸、

口は食べるというように役割が分かれているので、餅《もち》をのどに詰まらせて窒息するということは起こらないのです。『進化論』で有名なあのダーウィンも、ヒトが進化の過程で難産や腰痛のほか、窒息という困難を抱え込んだのは不思議だと記載しています。

以上のように、本来のそれぞれの機能からすると、ヒトの「外呼吸」は吸うことも吐くことも鼻で行われるべきなのです。

鼻の穴の中でも、「吸うと吐く」通り道が違う理由

ところで、吸気と呼気では、鼻の中での通り道が若干変わっています。**同じ鼻の穴なのに、行き（吸気）と帰り（呼気）では道順が違っている**のです。自分自身で呼吸を確かめてみてください。鼻に意識を集中して、ゆっくりと深く息を吸い込み、そして鼻から吐き出します。

どうでしょうか。吸気、呼気の通り道の違いがわかりますか？ **吸うときは上のほ**

うに入っていき、吐くときは下のほうから出てくる感じがするのではないでしょうか。

これは脳の発熱を抑えるためだという説があります。

脳は熱を発しますが、あまり上がりすぎると危険です。そのため、**吸気から体温より低い空気を頭蓋底《とうがいてい》（脳の下部）に当て、呼気では、温められた空気を脳に当てないように下鼻道から排出する**のです。鼻呼吸は車のラジエーターのような役割も果たしていると考えられます。

難しいのは、脳を冷やしながらも、体は温めないといけないということ。なぜなら、脳の至適温度（もっとも働きのよい温度のこと）37℃に対して、内臓の至適温度は38℃と、脳は内臓より至適温度が少し低くなっているからです。

これを、汗や体臭の専門家である五味クリニック院長の五味常明氏は、「頭寒内熱」とうまい表現をしています（温度調節の中枢は脳にありますから、人の体温は内臓ではなく脳の至適温度に合わせるようになっています）。

「口呼吸」が冷え性をつくっている

前述したとおり、口呼吸は外気が直接肺に入るので体の冷えにつながります。汗腺のないイヌは、口を開け、舌表面から唾液《だえき》を気化させることにより、体温を下げています（これは浅速《せんそく》呼吸といって、鼻から口に息を吐き出しています）。ヒトもこうすると、深部体温が低下し（ただし、脳は冷やされません）、結果としてさまざまな体の問題を引き起こすと考えられます。

また、口から息を吐くと、口の湿気が奪われて口腔粘膜が乾燥し、免疫機能の低下を招きますが、鼻から吐くときは呼気に含まれる水分量を極力抑えることができます。

先ほど、私は「口呼吸」の定義において、「吸う息も吐く息も、ともに鼻から行われる」と述べました。ここまでくると、その意味がわかっていただけたのではないでしょうか。**呼気も吸気も鼻で行えば、口の湿気は奪われず、また、脳を冷やし体を温める効果もあります。人間本来の鼻呼吸がやはり健康によいということなのです。**

歯科医の視点②

鼻は天然のマスク

口呼吸の人はインフルエンザにかかりやすくなります。それは鼻の役割が正常に機能していないことに大きな原因があるのです。

私は、1992年以来研究のため、モンゴルへ30回ほど行きました。冬には気温がマイナス40℃くらいまで低下します。ちなみにマイナス15℃になると、凍ったバナナで釘を打つことができます。あくびで涙が出ると一瞬のうちに凍って目が開きにくくなりますし、鼻毛も凍ってバリバリになります。

さて、マイナス40℃の冷たい空気を鼻から吸い込むと、のどの奥では空気は何℃くらいになると思いますか？

なんと30℃近くまで上がります。

鼻の中をたった10センチ程度通過するだけで、空気は体温近くまで温められます。

これは、鼻の中には毛細血管があり、血液が吸った空気を温めているためです。ちなみに、鼻の入り口には毛細血管がたくさんあり、鼻血の80パーセント以上がこの部分からの出血です。

今井先生も書かれているように、**肺は、冷たい空気に弱い器官です。ですから、鼻で空気を温める必要があります。**

また、人間の口からは1日当たり唾液が1～1・5リットル出ていますが、鼻からも水分が出ています。これが約1リットルですので、牛乳瓶5本強も出ています。

肺は、寒さだけではなく乾燥にも非常に弱いのです。冬は寒いだけでなく、乾燥しやすい季節でもあります。口を開けたまま歩いたり、走ったりすると肺が痛くなります。ですから、冬場に加湿器を利用すると呼吸が楽になります。

そもそも、ヒトの肺は魚類のエラが体内に入ったものです。肺で酸素が血液中に取り込まれ、二酸化炭素を出しています。これをガス交換といいますが、魚類は水中でエラを使ってガス交換をしています。そのなごりで、ヒトの肺の湿度は、ほぼ100パーセントになっています。冬に吐く息が白く見えるのは、吐く息の湿度が高いためです。

季節性のインフルエンザは冬に流行します。インフルエンザウイルスは、乾燥に強く湿気に弱いため、湿度が高い夏場は流行しません。

仮に、インフルエンザウイルスが100いるとしましょう。気温20℃、湿度60パーセントの状態では、6時間後には5パーセントしか生き残ることはできず、95パーセントまで死滅します。ところが、湿度が30パーセントになると、約50パーセントもウイルスが生き残ってしまいます。ですから、鼻で呼吸することがインフルエンザの予防になるのです。

また、鼻の入り口には、鼻毛が生えており、その奥には、ホコリを取り除く線毛を持つ粘膜があります。線毛細胞はブラシを持っており、ホコリをベルトコンベアのように鼻の入り口に送ります。これが乾燥し固まると鼻クソになります。

鼻は、空気を温めながら加湿し、ゴミやホコリが入るのを防ぎます。

ちなみに鼻呼吸では、3～5㎛（1㎛は1／1000㎜）の粒子は80％もカットされます。（花粉20～40㎛、細菌0・3～5㎛）。まさに〝鼻は天然のマスク〞といえるでしょう。

病気には「特有のにおい」がある

そもそも私がなぜ、口や呼吸のことに興味を持つようになったのか、もう少しお話ししましょう。

私は学生時代から東洋医学に興味を持ち、下宿先と大学の間にあった漢方薬局に足しげく通っていました。そこでは、ふだん医学部では習うことのない医療の世界が広がっていました。いまでこそ、漢方医学は、医学部教育に組み込まれていますが、私の大学では、当時は漢方医学の情報などはまったくといってよいほどありませんでした。

2年間の研修後、私はある大きな病院に勤務することができました。それまでは、救急集中治療、麻酔科と患者さんがあまりしゃべることのない診療科にいましたから、その病院で勤務するようになり、「なんと患者さんとはよくしゃべるものなのか」と驚いたものでした。

元来、私もおしゃべりが嫌いではありませんでしたから、いろいろ話していくなかで、患者さんに「特有のにおい」があることに気がつきました。それらは、体臭なのか口臭なのか、どこからにおってくるのか分かりませんでしたが、病気の軽重とにおいの強弱は関連するようでした。私は失礼とは思いながらも、においの強い患者さんに、「体を洗っていますか？」と、真顔で聞き回ったことがあります。そうしたところ、入浴しない、洗顔しない、歯磨きしないという人はまずいませんでした。むしろみなさん、つらい思いをしながらも身だしなみはしっかりとしておられました。

当時、診察室に座っていながら、待合室に入ってきた患者さんのにおいがわかるくらいでしたから、私はかなり嗅覚がよかったのかもしれません。とくにリウマチの患者さんは、新規の患者さんでも待合室に来ただけでわかることもありました。こうしたにおいは、どの医師にも同じように感じ取れていたと思っていましたが、そうではなかったようです。

同僚や先輩医師に、「あの患者さん、変なにおいがしますよねえ」と聞いても、「さあ？」と返されるばかりでした。

●においがなくなれば病気は治る

最初はにおいと病気の因果関係についてわかりませんでしたが、数年後、ふと読んだ文献に「口臭は歯肉の炎症で、そこで起こった炎症が関節炎を引き起こす」と記されていました。そして、口の炎症の原因は口呼吸であるとも記されていたのです。

この事実に衝撃を受けました。なぜなら、自分は東洋医学・漢方治療を志し、患者さんを部分的ではなく丸ごと観察しているという自負があったにもかかわらず、人間の生命維持のために必要な「呼吸」について、まったく注意を払わなかったと気づかされたからです。以後、処方箋を介した付き合いではなく、病に悩む人の体はもちろん、心や生活全体を診なければならないと、より強く思うようになりました。

そうすると、治療に当たっては入室時からの行動観察がとても大切になってきます。**しゃべり方、目線の位置、身振り手振り、どれも治療にとって重要な〝所見〟です。**もちろん当たり前のことなのですが、それまでよりいっそう気を配るようになったのです。

多くの患者さんを診察していると、ある一定の特徴に気づくことがあります。漢方では「口訣《くけつ》」といって、教科書には載らないけれど、臨床的には少し価値のあるコツやノウハウといった意味の言葉です。もちろん西洋医学にもあります。

においに関しても、そのようなことがあることがわかります。

たとえば、統合失調症では、汗にトランス-3-メチルヘキサンが含まれているので、特有の体臭を発します。そして、患者さんは、相手の感情をにおいで敏感に嗅ぎ取るともいわれ、そのことによって、幻聴や幻覚として表現されているのではないかという精神科医もいます。フェニルケトン尿症の子どもからはアーモンド臭、黒死病（ペスト）患者からは「柔らかいりんご」のにおいがするともいわれます。私は、どれも経験したことがありませんが、これも診断に当たっての口訣といえます。

動物にはフェロモンなどのにおいによるコミュニケーションシステムがあることが科学的に検証されており、人にもあることがわかっています。もしかすると、病気をにおいで嗅ぎ分け、危険を察知する能力があるのかもしれません。実際、病気になると代謝が変わり、におい物質の遊離や増加が見られ、近年では、がん探知犬も話題になりました。

こうして、病気とにおいの関係を考えていくうちに、もし、においと病気が関係しているなら、においを消すようなことをすれば病気も治るのではないかと考えました。

そこで、まず目をつけたのが口でした。口臭を消すことができれば、リウマチをはじめとするにおいのする病気は改善するのではないかと、とても短絡的ですが結びつけたのです。

そこから、私の病気と口、呼吸に関する取り組みが始まりました。ちょうど30歳になる前でした。

「息育《そくいく》」のすすめ

この章の冒頭で、ヒトの手の汎用性のように、**ヒトの体は適切な学習がなされて機能を獲得する**ということを述べました。繰り返しになりますが、「あるがままに」とか「なるようになる」という教育では、心も体もうまく使いこなすことはできないでしょう。

ところが、ややもすると、家でも学校でも知能を養う教育に重きが置かれてしまって、生きるための必須の動作である、咀嚼、嚥下《えんげ》、呼吸、歩行といったものはおざなりにされがちです。年齢が上がるにつれ〝自然〟とできるものと私たち医療従事者も、わざわざ教育する必要はないと考えてきました。

ドイツに長く留学していた友人の医師と話をしているときに、彼《か》の国ではどのような医療が一般的なのか質問しました。すると、たとえ風邪や中耳炎《ちゅうじえん》にかかっても抗生剤を使用することはほとんどなく、その代わり「mund zu」としきりにいわれるそうです。mund は口、zu は閉じる、つまり**「口を閉じなさい」**ということです。ドイツは寒く、乾燥した地域ですから、口の乾燥が病気を引き起こすということが、よく知られているのでしょう。同様に、日本でも口呼吸の危険性を人々に広く知ってもらうために、**呼吸に関する教育（息育《そくいく》）が大切**だと考えます。

私は、正しい呼吸を身につけてほしいと、いろいろな場面で「あいうべ体操」（26ページ）の普及に努め、いまでは実践してくださる方も大変増えてきました。

「『あいうべ体操』をしてから風邪を引くことがなくなりました」とか、「風邪を引いてもすぐに治りました」「インフルエンザに家族全員かかりましたが、『あいうべ体操』をしていた私だけ大丈夫でした」というお言葉をよくいただきます。

「あいうべ体操」でインフルエンザ予防――ある小学校の取り組み

この章の締めくくりとして、「あいうべ体操」を活用し、「息育」に取り組んでいる学校現場の事例を紹介しましょう。長崎県南島原市立口之津小学校の取り組みです。

同校の福田泰三教諭（当時）は、「子どもが変われば家庭が変わる」「家庭が変われば地域が変わる」「地域が変われば世界が変わる」をモットーに教育に取り組んでおられます。

福田先生のクラスでは、西日本新聞社の『食卓の向こう側』ブックレット（命の入り口、心の出口）を教材に、子どもたちにいろいろな課題に取り組ませます。そのひとつに、「あいうべ体操」が組み込まれています。

6年生のこのクラスには、「あいうべ体操」係がいて、毎朝全員で「あいうべ体操」を行います。ある年の冬は、ほかの学級ではインフルエンザで学級閉鎖もありましたが、福田先生のクラスでは、発症者はたったの一人。しかも発熱は37℃台で、すぐに症状も軽快しました。

また、福田先生のクラスでは総合学習の時間に、噛むことの大切さや呼吸の大切さをプレゼンテーションすることが課題に与えられます。他人へ伝えるのですから、一所懸命、調べる必要がありますし、調べた後も、どうやって他人へわかりやすく伝えるかというコミュニケーションスキルも試されます。

そして、子どもたちは「食べ物はよく噛まないといけない」「口呼吸は万病の元」

「鼻呼吸になると病気にかからない」など調べてきたことを、家庭に帰れば大人たちに話します。そして、話したからには実践します。

福田先生はこういいます。「『あいうべ体操』による呼吸の変化はとにかく早い。子どもたち自身が変わっていくことがわかるから、続けやすい」と。

「あいうべ体操」をとおして正しい呼吸を身につけることで、子どもたちは、まさに自分で自分の健康を守る手段も同時に見つけることができたのです。

歯科医の視点③

舌を鍛えることは「嚥下障害」予防に！

ここでは、呼吸と同じく、何気ない動作ながらも人命にかかわる行為である「嚥下《えんげ》」（ものを飲み下すこと）と、「口を閉じること」の関係性について補足させていただきましょう。

私は大学に籍を置きながら45年間、脳に障害を持つ子どもたちの専門病院で歯科診療を行ってきました。私の診てきた重度の脳性マヒの子どもは、夭折《ようせつ》するケースが多く見られました。その子どもたちの特徴を考えてみると、口を閉じることができず、つねに開いたままであったことに思い至りました。

私は、以前は「重度の脳性マヒだから夭折した」、あるいは、「重度だから、当然口を閉じることができない」と考えていました。しかし、「重度だから夭折した」と考えるのは、歯科医師としてあまりにも無力だと思うようになりました。実はそうではなく、「口を閉じるアプローチに気がつかなかったことが、脳性マヒを重度化させた」と考えれば、行うべきことは山ほどあると気づいたのです。

どうして、口を閉じることが年若くして亡くなることと関係したのでしょう。ここで食事風景を思い出してください。

まず口を閉じないと、食べ物が前にこぼれ落ちますし、飲み込むこともできません。それが続けば、栄養状態が悪くなるので成長・発達にも影響しますし、病気に対する抵抗力も低下します。さらに、誤って食物が気管に入ってしまい、窒息することもあります。

人間は1日に約600回、ゴックンと嚥下しています。このうち、食事のときに200回、残りの400回は無意識に唾液などを飲み込んでいます。しかし、口を閉じることができずそれらを飲み込むことができなければ、唾液や痰《たん》が一日中のどの奥にたまり、せきや喘鳴《ぜんめい》の原因となります。第1章でも述べたように、誤嚥《ごえん》性肺炎の原因のひとつともなります。

たとえば、あなたが、風邪を引いたとしましょう。鼻が詰まりだすと、寝ている間は自然と口呼吸となり、朝にはのどが痛みます。また、のどに痰がたまります。

しかし、これらの症状は、口を閉じることで粘膜が潤い楽になります。また、口に圧をかけることで痰を飲み込むことができます。

痰が気管に入り込むと、むせてせきが出る経験をされた方も多いことと思います。せき1回当たり2～4キロカロリーとしますと、4回で100段の階段を上ることになります。仮にせき1回を4キロカロリーのエネルギーを使います。せきが続くと、苦しいばかりでなく体力も消耗します。口を閉じ、しっかりと飲み込む行為ができないと、これがいつまでも続くのです。


私たちは簡単に口を閉じることができます。そして、ものを飲み込むという動作ができます。しかし、重度の疾患を抱え、この「できて当たり前」の動作が困難な方々は、命の危険にさらされてしまいます。舌を鍛えて口を閉じるということは、呼吸以外にも嚥下という要素も見逃せないのです。

第3章

「舌を鍛える」と体中の不調が消えていく！

——誤嚥性肺炎、寝たきり、認知症予防にも！

こんな人は要注意！鼻で呼吸していても……

私は、「鼻で息をしなさい」と直接的にいわずに、**「口を閉じなさい」**と患者さんにアドバイスしています。これには大きな理由があります。なぜなら、鼻で息をしているからといって口呼吸ではないとはいえないからです。

第2章で口呼吸の定義を「本来は、吸う息も吐く息も、ともに鼻から行われるべきものであるが、それをどちらかでも口で行う状態のこと」と書きましたが、実は、まだ続きがあります。

「さらに習慣性開口による口腔《こうくう》粘膜乾燥も含める」ということなのです。

ちょっと難しい表現ですが、要は、**たとえ鼻で呼吸していても、習慣的に口が開いていれば、自然と口は乾燥してしまう**ということです。これでは口呼吸をしているのと何も変わりません。したがって、**鼻で息をしていても、口を開けている状態であれば、私は口呼吸であると判断しています。**

一方、口を閉じているときはどうでしょうか。人は、外呼吸は鼻か口からしかできませんから、口が閉じられていれば、もちろん鼻で息をしていることになります。

第2章で紹介したドイツ語の「mund zu」には「口を閉じなさい」そして「鼻で呼吸をしよう」という意味があったのです。鼻で息をしているからといって、口が開いていてはいけないのです。

口を閉じるためのヒントは『聖書』にあった

では口を閉じるためには、何が大切なのでしょう。

口を閉じるためには、顔のさまざまな筋肉が関係していますが、直接関係があるのは、**「口輪筋《こうりんきん》」**です。口のまわりをぐるっと巾着《きんちゃく》の紐《ひも》のように取り囲んでいる筋肉です。ところが口輪筋を鍛えただけでは、しっかりと口を閉じることが難しいのです。それは、口輪筋のみの力では、下あごをその位置にとどめておくことが難しいからです。

では、何が口を閉じるために欠かせないのか。聖書にそのヒントが隠されています。旧約聖書に「私はあなたの舌を上あごにつかせ、あなたを口のきけない人にして、彼らを戒めることができないようにする。彼らは反逆の家だからである」という一節が出てきます。この場合、「しゃべれなくする」とか「黙っておく」ということを表しますが、実際に舌を上あごにつけると、口を開けるのが難しく、そのままではきちんとした発音ができません。

舌の位置が上がっている（上あごについている）と、口を開けるのが難しくなります。口を開けるのが難しいと、呼吸は鼻でするしかなくなります。

最初のころは、私も口を閉じるためには、唇を合わせるだけでよいのではないか、と思っていました。ところが唇を合わせても、ふだんから口が開いている人はすぐに口が疲れてしまって、また開いてしまいます。

第1章に「のどにある器官」を図示していますが（39ページ）、それをもう一度見てみましょう。舌は予想外にとても大きな筋肉の塊であることがわかります。そのような大きな筋肉を口輪筋など唇周囲の筋肉で支えようというのですから、無理が生じてしまいます。つまり、**口を閉じるには舌自身を鍛えることが不可欠**なのです。

「舌」の筋肉も衰える！　老化する！

人間の体には「**自律神経**」といって、自分の意志ではコントロールできない神経があります。自律神経には「**交感神経**」と「**副交感神経**」とがあります。

交感神経は、日中の活動する時間帯に働く神経で、副交感神経はゆったりとリラックスしているときに働く神経です。どちらがよい悪いというわけではなく、**私たちの体はこの2つの神経のバランスによって機能が維持されています**。

食事をすると、唾液《だえき》が出て消化管が動き出します。これは副交感神経の働きによるものです。消化管は、「**平滑筋**《へいかつきん》」という筋肉が動かしています（蠕動《ぜんどう》運動）。**平滑筋は、自律神経に支配されていて、私たちは自分の意志で動かすことができません。**飛行機のオートパイロットのように、自動調整されています。自律神経が調節している心臓も、本人の意志では自由に動かせませんね。

また、寝ているときや何かに集中しているときにも、無意識に呼吸は行われ、心臓の鼓動は続きます。**自律神経は、私たちの知らないところで、生命維持に大きな役割を果たしています。**

平滑筋には、瞬発力はありませんが、持続力があります。一方、平滑筋と対比されるのが**「横紋筋《おうもんきん》」**です。筋肉といえば、普通思い浮かべるのがこの横紋筋です。たとえば、上腕《じょうわん》二頭筋（力こぶ）などです。

横紋筋は瞬発力に優れ、多くの力を生み出すことができる反面、持久力がなくすぐに疲れてしまいます。また、**自らの意志で動かすことができます。**しかし、ずっと動かさずにいると、筋肉は徐々に衰えてしまいます。

焼き肉の肉の部位でたとえると、横紋筋は赤身（ロースやカルビ、サーロインといった部位）、平滑筋はずばりホルモン（センマイ、ミノなど）です。

では、タン（舌）はどうでしょうか。

みなさんは、舌を自分の意志で動かすことができますね。ということは、横紋筋の仲間に分類されます。

横紋筋は、自分で動かすことができるのですから、鍛えることができます。したが

舌は他の筋肉よりも不安定！

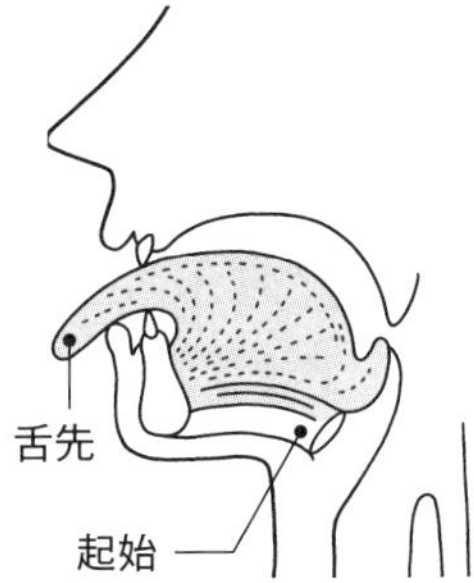

舌筋は舌骨について「起始」はあるが、舌先の「停止」が不安定

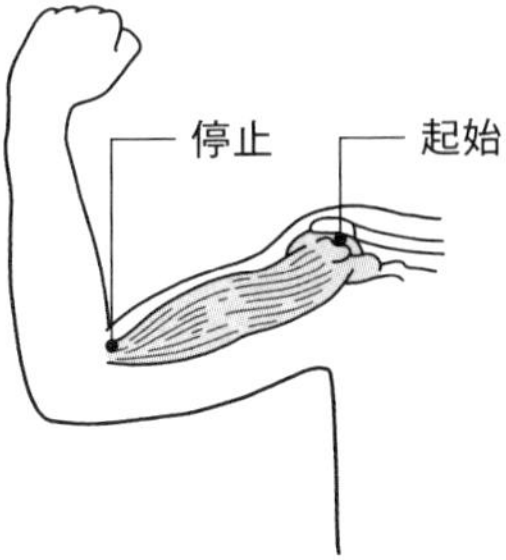

上腕二頭筋の「起始」と「停止」。筋肉は通常、2つ以上の関節と結びついて体を動かしている

って、**舌も鍛えることが可能**なのです。

一方、鍛えずにいると舌の筋肉は衰え、重力に従って垂れ下がってしまうことになります。すると、舌は元の位置から下がってきてしまいます。これがこれまで話してきた**「低位《ていい》舌《ぜつ》」**の状態で、私は〝寝たきり舌〟とも表現しています。このように、舌がだらっと下がってしまうと、舌あごがどうしても下に引っ張られて口が開きやすくなります。

ちなみに、上の図のように、舌の筋肉（舌筋《ぜっきん》）は、ほかの骨格筋と違って「停止」が不安定です。

多くの筋肉は通常、複数の関節にまた

がって骨にくっついています。そして、一方の筋肉を収縮、それに相対するもう一方の筋肉を収縮することにより関節を動かしますその両端のくっついているところが「起始」と「停止」です。

しかし舌は「起始」の部分は舌骨《ぜっこつ》についていますが、骨に固定された「停止」がありません。そのため、ほかの筋肉よりもだらりと垂れ下がる格好になるのです。

顔のたるみ予防、小顔効果も！「あいうべ体操」で鍛えられる部位

舌が下がった状態で（舌先を歯の裏、あるいは下唇の裏につけて）、口を開いてみてください。これは難なく開きますね。

次は、舌を上あごにくっつけた状態で口を開けてみてください。そのまま開けっぱなしの状態を保つのは難しいのではないでしょうか。

私が口を継続して閉じるためには、口輪筋だけでなく舌筋も鍛えたほうがよいというのは、こういう意味があります。

それでは、「あいうべ」の各文字のおのおのの動きについて詳しく説明しましょう。

「あ」…口を大きく開けると、舌骨につく舌骨筋群や開口筋群、口輪筋を除く口筋が動きます。

「い」…唇を横に、少し首に筋が出るくらいまで伸ばし、広頸筋《こうけいきん》を鍛えます。笑筋や

口角挙筋《こうかくきょきん》、大頬骨筋《だいきょうこつきん》など、たくさんの筋肉を使います。

「う」…口筋のうち、口輪筋が動きます。唇を閉じるのにとても大切な筋肉です。

「べ」…舌筋です。動かす向きによっていろいろな舌筋が使われます。

このように、それぞれの口の動きを解説していくと、「あいうべ体操」の中でも、舌を寝たきりにさせないためにとくに重要なのは、「べ」という口の形であることがわかります。

もちろん、口を閉じるためには舌筋だけでなく、口の筋肉をバランスよく鍛えることが重要なのはいうまでもありません。

シンプルでお金も時間もかからないから、全国の学校で採用！

福岡県大牟田市にあるたかむら歯科医院の高村聖一氏が、初診患者さん88人を対象にした調査によると、88パーセントの方が低位舌でした。当クリニックに受診される

「あいうべ体操」で鍛えられる筋肉

「あ」

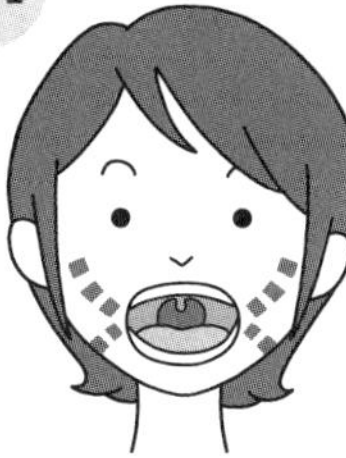

顎（がく）舌骨筋、オトガイ舌骨筋、顎二腹筋など、舌骨につながる舌骨筋群も鍛えられる

「い」

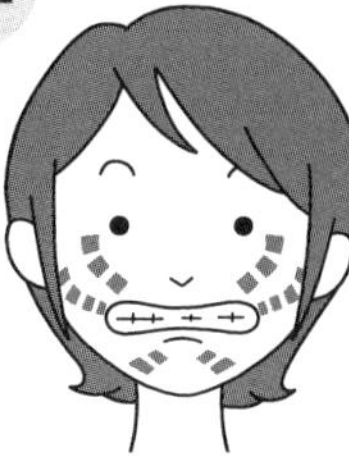

笑筋や口角挙筋など口まわりの筋肉はもちろん、首の筋肉である広頸筋も鍛えられる

「う」

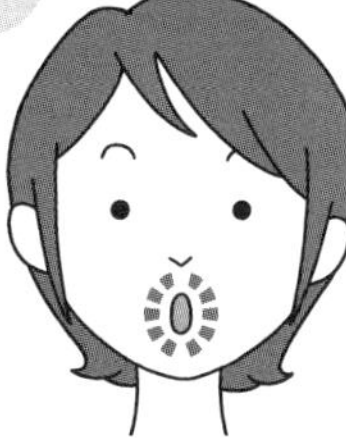

口を閉じるのに直接的にかかわる口輪筋が鍛えられる

「べ」

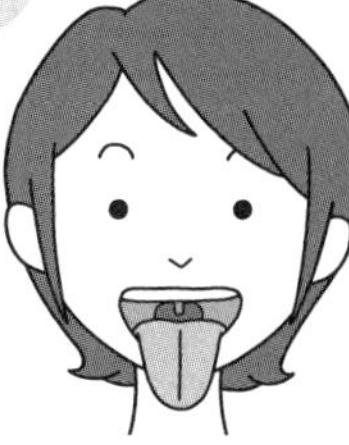

外舌筋や内舌筋、舌骨舌筋、茎突（けいとつ）舌筋など、舌先を出す角度を変えるとあらゆる舌筋が鍛えられる

方でも、9割は低位舌です。これは、ほとんどの方が低位舌になっているということです。

そして、それらの方が**3か月間「あいうべ体操」を継続すると、8割の人が舌の位置が正常に戻っていきます。**それに伴って、体の状態や気になる症状にさまざまな変化が現れるようになったとの声が上がっています。主だったものを挙げると次のようなものです。

- 鼻の通りがよくなった（鼻呼吸が楽になった）
- 唾液がよく出るようになった（口の中が乾燥しなくなった）
- いびきをかかなくなった（少なくなった）
- 小顔になった（あごのラインがすっきりしてきた）
- よく眠れるようになった
- 手のしびれ（リウマチ症状）が少なくなってきた
- 耳鳴りがなくなった
- 口内炎ができにくくなった

●便通がよくなった

舌の位置が改善し、自然と鼻呼吸になるだけで、いろいろな症状が改善しているのがわかります。

「あいうべ体操」はだれもが簡単にできるよう、いわば一般向けに私が考案した体操です。これとは別に口腔筋機能訓練法（器具を使って咀嚼筋《そしゃくきん》や表情筋、舌筋の機能を向上させるプログラム）と呼ばれるものがあり、最初は、私もこれを見よう見まねで患者さんにお伝えしていました。しかし、こちらが一所懸命に説明しても、なかなか伝わらない。また難しくて続けられないという声が多かったのです。

「こちらの伝え方が悪いのでは？」と思い、試行錯誤を重ねてたどり着いたのが、この「あいうべ体操」です。

できるだけシンプルに、その要点がわかるようにすることが求められました。「あいうべ体操」はたった4文字、それも名前を聞いただけではなんだかよくわからない体操です。しかし、ワンフレーズで頭に残りますし、すぐ人に伝えることができます。

私は初対面の人に「あいうべ体操」を伝えるときには、次のようにいいます。

「病気は、口と鼻が汚くなって起こっていることが多いのです。そのなかでも、口呼吸が体に悪影響を及ぼします。その口呼吸を鼻呼吸に改善するのが『あいうべ体操』です。口を大きく『あ・い・う・べ』と動かすだけの体操です。まず食後に10回、1日30回やってください」

これだけで私の伝えたいことがほぼ伝わります。そして、老若男女を問わず『あいうべ体操』を実践するようになります。

ここで、ある小学3年生の児童が書いた文章を紹介しましょう。

＊　＊　＊

私は、国語の時間の「本で調べてほうこくしよう」で、体のしくみについてしらべました。口のきん肉が丈夫でないとよくかめなくて、食べものが体のエネルギーになりにくいです。

口がいつも開いたままだと口で息をすることになって、口からホコリが入るだけでなく、きんが入ってきて、ふえるので、インフルエンザやかぜなどの病気になりやすくなります。体が元気でなくなると、ごはんもおいしくないし、遊べなくなるし、学校の勉強に集中できなくなります。

だから、元気に生活するためには、口の周りのきん肉をじょうぶにして、息は鼻でする方がいいです。なので、みんなでいっしょにあいうべ体そうをしたいなと思います。

あいうべ体そうは、「あ」「い」「う」「べ」と大きく口をうごかしながら言います。私がやるのでみんなまねしてください。これを一日30回やると元気になります。急にたくさんやると、あごがいたくなるので、むりせずにやってください。

＊　＊　＊

これをはじめて読んだとき、私が長年伝えきたことがとても端的に短い文章に収められていて、しかもわかりやすく書いてあるのに驚きました。

この子は、母親から「あいうべ体操」についてきちんと教えてもらったわけではないそうです。母親が、口の大切さ、「あいうべ体操」について学んでいる姿を見て、このような文章を考え、お友達に伝えようと思ったというのです。

「あいうべ体操」で口の体操をして舌の位置を正し、鼻呼吸になるよう取り組むことは、お金も時間もかかりません。副作用もありません。得るものはあっても、失うものはないのです。

「本当に治るのだろうか」と考える前に、まずは「あいうべ体操」を始めてみることをおすすめします。

歯科医の視点④

舌は唇の兄貴分　～寝たきり舌を予防する～

数十年前、ある特別養護老人ホームで食事介助の現場に行く機会がありました。

高齢者の場合は、口を閉じても舌が動かないので飲み込むことができないケースがよくあります。舌が動くかどうかを診るため、前に出すよう伝えるのですが、**前歯より前に舌を出すことができません。**当時はどうして高齢者の舌が動かないのかわかりませんでした。

後で気づいたのですが、こうした方々は、一様に下唇《したくちびる》が内側に入り、外からは見えにくい状態になっていました。高齢者の往診をされている歯科医師に、このような患者さんの特徴について聞いたところ、①入れ歯を長期間装着していない患者さんに多い、②経口《けいこう》摂取が困難で、会話も少なく口をあまり使っていない、③口唇の力のバランスが悪いため下あごの総入れ歯がはずれる、とのことでした。ところが、1か月間口腔ケアを行うと、唇が見えるようになっています。なぜでしょうか？

ここで舌を前に出してみてください。舌を出すと唇も前に出ます。次に舌を後ろに引いてみると、唇も引かれます。唇は舌と同じ動きをします。次は、逆に唇を前に出しながら舌を引きます。これはストローを吸うときの動作です。次に、唇を後ろに引きながら舌を前に出してください。これも何とかできそうです。

このように舌が先に動けば、唇はそれに従います。ところが唇が先に動いても、舌は従うことなく、その人の意思で動かすことができます。

これを進化の観点から見ると理屈に合います。舌は両生類、唇は哺乳類の時期に動きを獲得しました。つまり、唇よりも舌のほうが早く機能を獲得したのです。それゆえ、唇より優位な動きをします。**舌は唇の兄貴分ともいえる**のです。

"寝たきり舌"になってもまた、復活できる！

今井先生も述べているように、舌は不思議な筋肉です。通常、ひとつの筋肉は骨に2か所以上くっついており、そこに関節があります。ですから筋肉が縮むことで手や足が曲がります。この筋肉が骨についている部分を「起始」「停止」といいますが、舌の筋肉には、「起始」はありますが骨に固着した「停止」が不安定なのです（93ページ）。だから、**舌は使わないと、縮んだまま動かない、つまり、寝たきりになりやすい筋肉といえます**。

ちなみに口のまわりの筋肉も動かさないと縮みます。大きく口を開けると、歯はきれいな半円形に並んでいます。これは内側からは舌の力、外側からは唇や頬の筋肉の力のバランスのとれたところに位置するためです。したがって、これらの筋肉が寝たきりになると、歯が内側に倒れ込んだり、歯が押されたりして、U字型の歯列になったりします。

特別養護老人ホームに入所されている、ある高齢者の口腔ケアを行ったところ、ケアする前は、舌は乾燥し舌苔《ぜったい》がつき、動かすことができませんでした。もちろんこの状態では、口から食べることはできません。しかし歯だけでなく舌や頬の内側の粘膜などのケアをしたところ、2週間後には、舌が軟らかくなり前に出るようになりました。

これは、口腔ケアにより筋肉が動くようになり、口の筋肉の〝寝たきり起こし〟につながったと考えられます。口が清潔になり誤嚥《ごえん》性肺炎の予防になっただけでなく、筋肉がよく動き多量の唾液も出るので、咀嚼・嚥下《えんげ》は機能的にも向上し、食べ物を食べることもできるようになりました。

舌の筋肉は、進化の過程で体節から発生します。これは、脊髄《せきずい》のそばで将来、骨や筋肉になる組織です。舌は頭の後ろの体節から、首を通ってあごの下まで筋肉を伸ばしてできるのです。

つまり、**舌はあごの一部というより、むしろ手足の筋肉に近い**のです。たとえば、カエルなど両生類の舌は獲物を捕るための手と同じ働きをします。「のどから手が出る」という表現がありますが、それは単なる比喩ではなく、科学的にも正しいといえるかもしれません。

試しに、舌を歯と頬の間のいちばん深い部分に入れ、ゆっくりと口の中を2～3周させてみてください。こうすると、のどの奥から首の筋肉にかけて力が入ります。舌の筋肉は首の筋肉と関係が深いのです。

余談ですが、赤ちゃんは3か月ころに首が座ります。それは自然にそうなるのではなく、私は、母乳を吸う動きにより舌の筋肉が首の筋肉の発達を促すからではないかと思っています。これまで多くの重度の障害を持つ赤ちゃんを診てきましたが、鼻からの経管栄養だけで育った子どもたちは、首の座りが遅れます。ところが、お乳を吸う訓練・食べる訓練をして舌の動きがよくなると首が安定してくるのです。

「あいうべ体操」の〝べ～〟は、このような重要な役割を果たす舌の筋肉を効率的に鍛えることができるのです。

いびき、睡眠時無呼吸症候群の改善にも！

さて、ここまで口呼吸になる原因は舌の位置にあること。そして「あいうべ体操」により口のまわりの筋肉、とりわけ舌筋を鍛えて舌の位置を正すことで、自然に口が閉じられるようになることを説明してきました。

ところで、舌の位置以外にも口呼吸を起こす原因となるものがあります。それには、私たちの生活習慣が大きくかかわっています。ここからは、そのことについて見ていきましょう。

まず、いちばんはじめに挙げられるのは、**「鼻の疾患」**です。呼吸器、気道の最初の入り口、そして、最後の出口を一手に引き受けている鼻の通りが病気により悪くなってしまえば、代替呼吸経路である口を通して息をするしかありません。

鼻の通りを妨げてしまう主な疾患は、アレルギー性鼻炎、花粉症、鼻中隔彎曲症《びちゅうかくわんきょくしょう》、鼻粘膜腫瘍、アデノイド、副鼻腔炎《ふくびくうえん》、上気道炎などです。

鼻が詰まるというのは、命にかかわる緊急の問題ですからいたしかたありません。私も風邪（上気道炎）のときなど、完全に鼻詰まりになってしまって、口でしか息ができなかったことはもちろんあります。

また、**「喫煙」**などが原因で肺気腫などの慢性閉塞性肺疾患《まんせいへいそくせいはいしっかん》にかかっている人も口呼吸になりやすくなります。この病気は、せきや痰《たん》が増加して息が吐きにくくなります。そのため、スムーズに息を吐くために肺に圧力をかけて肺胞を膨らまし、口をすぼましてゆっくりと口から息を吐くことがあります。これを「口すぼめ呼吸」といいますが、この呼吸法が習慣化し、慢性的に口呼吸になる場合もあります。

このほかの肺疾患の場合でも、その病気が原因で肺の中で酸素と二酸化炭素の交換がうまくいかないときや、心疾患や貧血などにより血液の酸素運搬能力が低下しているときなどは、息が苦しくなり、できるだけ多くの酸素を取り込もうと、口で呼吸してしまいます。こうした現象は、特定の疾患がなくても、**加齢による体力低下**でも起こることがあります。

また、**ストレスや不規則な生活、運動不足などから自律神経が乱れ、汗をかきづらい体質になり、体温調節ができなくなるのも口呼吸になる原因です。**ヒトは汗をかくことで体温を下げていますが、上手に汗をかけないと、イヌのように口を開けて、口呼吸をして体温を下げようとしてしまいます。

このように何かしらの病気を持っていたり、生活習慣が乱れたりしていると、口呼吸になりやすくなります。

とくに、慢性的な鼻炎を持った人は一様に、「鼻が詰まるので口で息をするのは仕方がない」と訴えます。一時的に口呼吸になってしまうのは仕方がないことなのですが、きちんと治療を受けながら、口を閉じ鼻呼吸に改善していくことが何よりも大切です。

うつぶせ寝、横向き寝……顔がゆがんで口呼吸の原因に

口呼吸を招く生活習慣ということで、ここで取り上げておきたいことがあります。それは**「睡眠時の寝方」**についてです。

第1章でも触れましたが、**「うつ伏せ寝」や一方にだけ偏った「横向き寝」を習慣にしていると、口呼吸を引き起こしやすくなります。**

それは、こうした寝方だと顔面が圧迫されてしまい、鼻腔が狭くなってしまうということがひとつ。また、毎日ずっと片方の顔面にばかりに圧力をかけていると、しだいに顔がゆがんで歯並びも悪くなり、それが原因で口がぽかんと開きっぱなしになってしまうために起こると考えられます。

「睡眠時無呼吸」が社会的な問題となるにつれて、睡眠障害がどれほど人間の健康に害を及ぼすかということが知られてきました。その原因のひとつとして、仰向け寝をしたときに舌根《ぜっこん》や軟口蓋《なんこうがい》が垂れ下がり、気道を閉塞するということがよく挙げられます。そのため、気道を閉塞しないように、横向きに寝たり、うつぶせに寝たりということが推奨されるのです。

では、私たちは、どのような姿勢で寝ることが適切なのでしょうか。「四つ足動物は腹這《はらば》いで寝ているのだから、ヒトもその仲間として腹這い（うつぶせ）で寝ることが正しい」とするのは、あまりにも暴論です。

試しに、枕など何も使わず、顔を下にして大の字の裏返しのように手足を広げて寝てみてください。顔が地面と接して鼻はつぶれてしまいます。息をするためには、首を窮屈に左右どちらかに曲げるか、あごを前に出して顔を前に向けなければなりません。イヌやネコは、いわゆる「伏せ」の状態でも自然に顔が正面を向くので、この姿勢で寝ることができますが、ヒトが同じ姿勢を取ろうとすると、かなり大変です。

ヒトが二足歩行を獲得するために、ヒト以外の四つ足の哺乳類とは異なる骨格に進化してきました。そのため、ほかの動物と同じようにうつぶせ寝をするのはよいことではありません。また、横向き寝は、寝返りなど一時的にはよいのですが、片方の向きでばかり寝ていると当然、顔がゆがんでいきます。

顔に圧力がかからない仰向け寝が、私たちにとってもっとも自然で楽な寝方なのです。

関節リウマチの再発も「寝方」が原因だった

ある親子の話をしましょう。

お母さんは関節リウマチで、薬をやめたいといって、私のクリニックを受診しました。治療のかいあって、薬を飲まなくても関節の痛みが消え、診療を終えました。

ところが、1年ほどすると、また痛くなったといって受診してきました。こういうときは、いったん治まっていた口呼吸の癖が再発したと考えられます。

よく見ると、彼女の目は左右で大きさが違います。右目のほうがわずかながら小さいのです。そして、痛みはお子さんを産んでからひどくなったというのです。一般的には、産褥《さんじょく》期は免疫の異常を来しやすいといわれます。おそらく彼女もそのように判断されてもおかしくなかったでしょう。

でも、1年前と今とでは顔が変わっています。そこに何かヒントがあるはずです。すぐに、待合室にいた生後6か月になる赤ちゃんを連れてきてもらいました。すると、左目のほうが小さくなっていたのです。

どういうことかおわかりでしょうか。このお母さんは、いわゆる寝乳、添い寝をしながら授乳していたのです。こういうときは、どちらか一方の体位のまま寝てしまったりすることがあります。そうすると顔の片側が枕などに押しつけられ、顔面がゆがんでしまうのです。

このお母さんの場合は、右目が小さくなっていました。そして、赤ちゃんは左目が小さくなっています。これで状況証拠はそろいました。つまり、お互いに向き合いながら眠っていたのです。そして、お母さんはそれにより口呼吸になっていたのです。

「だんだんと顔が変わっていくので、変だなあと思っていたんですよね」

と、話すこのお母さんは、赤ちゃんの顔が少しずつ変形していっているのに気づいていたようですが、その原因はわかりませんでした。

さて、このお母さんは私に指摘され、努めて仰向けで寝るようにしました。すると、ひと月ですぐわかるほど目の大きさも左右対称になり、口呼吸は改善され、関節リウマチの痛みもなくなりました。

睡眠の姿勢ひとつで、病気になったり、顔が変わったりするのですから怖いものです。しかし、それは睡眠に限ったことではありません。**頬杖などもそうですし、腰を曲げて上半身を机に伏して寝ていたり、体育座りのときに膝にあごをのっけたりするのも、顔のゆがみにつながります。**

ちょっとした日常の習慣を気にすることは大切です。うつぶせ寝や横向き寝は、あくまでも一時的な寝方と考え、基本的には仰向けで寝ることをおすすめします。

「口が渇いて目が覚める人」におすすめマウステープ

睡眠に関して、もうひとつ取り上げておきたいことがあります。それは**「唾液」**についてです。

寝ているときは唾液の分泌が極端に低下します。そういうと、「私、よだれが出ますよ」という人がいますが、それは、枕やシーツが唇に当たって起こる反射性のよだれなのです。一般的には、就寝してしまうと唾液の分泌はほとんど止まります。そのため、就寝中に少しでも口が開いていると、口腔内の乾燥につながります。

ある70代の女性が、口が渇《かわ》いてしょうがないと、当クリニックを受診しました。その方に尋ねてみると、大きな病院の口腔外科にかかっているということで、唾液の分泌を促す薬や、人工唾液など数種類の薬を処方されて飲んでいるのに、症状が改善されないといいます。診察するときにずっと口元を観察していると、やはり若干ですが、

〝ぽかん〟と口が開いていました。

「口を閉じたり、唾液の分泌を促したりするような指導を受けたことはありますか？」と聞いてみると、「まったくない」といいます。

そこで、私は、寝ているときに口を閉じるための応急処置として、マウステープ（口テープ法、148ページ〜参照）をすすめました。もちろん、「あいうべ体操」の指導も行いました。

この方の場合、3か月ほどで口の渇きがなくなりました。それまでは乾燥しててかてか光っていた舌にも潤いが戻ってきて、唾液の分泌量も改善されました。そして、薬もすべてやめることができ、診療を終えました。

唾液が出ないと口はすぐに汚れる

実は、**就寝中がいちばん怖い**のです。**唾液が出なくなってしまうと、とたんに口腔内の環境が汚染され始めます。**唾液には、免疫グロブリンやリゾチームといった細菌を抑える力のある物質が多く含まれており、それらの作用によって口の中は清潔に保たれているのです。口の中が乾燥してしまうとこれらの物質が働くことができません。

私は、医師として働き始めた当初は救急集中治療に従事していました。朝カンファレンスが終わり、ずらりと並んだ患者さん方への最初の治療は、口腔内清掃でした。もちろん患者さんは意識がありません。

口や口腔粘膜のブラッシングはスポンジで行います。そのとき、どれくらいの消毒液の濃度がいいのだろうかという研究をナースがしていました。驚くべきことに、コップ1杯程度の水に消毒液を垂らすくらいの濃度では、ほとんど効果がありませんでした。実に、原液濃度の半分程度でないと効果がなかったのです。さらに驚くのは、3時間もすると口腔内の菌の量は元に戻っていたのです。

手術中の患者さんは、意識がないために嚥下したり、唾液を出したりできません。人工呼吸器をつけた患者さんは、筋弛《きんし》緩剤《かんざい》や鎮静剤を投与されて筋肉が弛緩していますから、なおさらです。つまり、私たちの口腔内は、嚥下や唾液を出すことによって常時、清潔に保たれることがわかります。

●ドライマウスも「口呼吸」が原因だった!!

睡眠中はだれもが唾液の分泌が低下するのですが、起きていても唾液が出にくくなり、いつも口の中が乾いてしまう病気があります。それが「**ドライマウス**」(口腔乾燥症)です。その原因はさまざまありますが、ストレス、加齢、生活習慣、薬の副作用などでも起こります。**口呼吸もその大きな原因です。**

食事とドライマウスは関係が深く、〝軟らか食〟が増えた結果、咀嚼回数が少なくなり、唾液の分泌が少なくなったことも原因のひとつに挙げられます。

広島歯科医師会に所属する小田正秀氏の研究を紹介します。「朝は唾液の出やすい和食を」と題して、新聞にも紹介されました(『中国新聞』2005年11月2日)。

ある高校で調査した結果、10パーセントの生徒にドライマウスの症状が見られました。正常な生徒たちと比較すると、それらの症状が見られた生徒ではパン食が多く、身長は変わらないのに体重は6キロも多いことがわかりました。

また、ドライマウスの症状がある生徒たちは、無治療のむし歯が多く、冷たい飲料をよく飲み、文化部の生徒が多いといった傾向もありました。先の新聞記事の中で、小田先生は、「パン食を好むのは、しっかりかみ、唾液と混ぜないと飲み込みにくいお米より、パンは飲み物で流し込めるからではないか」と推察しています。

パンもお米も同じ炭水化物ですが、パンはパサパサしており、なめらかな食感を出すために油脂（バターやマーガリン）を使いますし、付け合わせもどうしても洋風になってしまいます。唾液が出にくい人は、食生活を見直すことによって改善することがあります。

歯科医の視点⑤

貝原益軒に学ぶ「唾液のヒミツ」

健康ブームの昨今、本屋には健康に関する本が山積みされています。ところで、これまで日本でもっとも多くの人々に読まれた「健康書」は何かご存知ですか？ それは、『養生訓《ようじょうくん》』です。江戸時代の儒学者、貝原益軒《かいばらえきけん》によって著されました。

「養生」とは、「健康に留意し、丈夫でいられるようにつとめること」の意です。当時は「健康」という言葉がなかったので、『養生訓』とは、さしずめ〝健康訓〟と考えればよいでしょう。益軒は生まれつき病弱だったのですが、古今東西のさまざまな健康法を学び、それを実践し、おかげで当時としては驚異的な84歳という長寿を得ました。この本は、益軒によって著されて以来、多くの庶民に読まれ、江戸時代を通じての大ベストセラーとなりました。

さて、益軒は歯や口にまつわる健康法についても多数記しています。そのうちのいくつかを簡単にまとめてみますと、

古人は言う「禍《わざわい》は口より出て病は口より入る」

↓悪口は災いの元ですし、食中毒などの元となる病原菌は口から入るので、注意する必要があります。

古人は言う「歯の病は胃火《いか》ののぼるなり」

↓歯は胃腸の病と関係が深く、噛まないと消化不良を引き起こします。

「1日に歯を36回、カチカチ鳴らすと歯の病気にならない」

↓よく歯を使って食べるという意味です。

「つま楊枝で歯の根を深く刺してはいけない。歯の根が浮いて動きやすくなる」

↓歯周病などで歯と歯の間に食べ物が詰まりやすくなります。つま楊枝で歯茎の中に食べ物を押し込んでしまうと、化膿することがあります。

このほかに、こんな興味深い記述もありました。

「朝ぬるま湯で口をすすいで、昨日から歯にたまっているものを吐き出し、干した塩で上下の歯と歯茎を磨き、温湯で20～30回口をすすぐ。さらに口に含んだ湯を粗い布でこし、お椀に入れる」

このぬるま湯がある薬になると書かれています。おもしろいことに、それが〝目薬〟なのです。口をゆすいだ湯を目薬にしたら、結膜炎になりそうですし、これこそ本当の〝眉唾《まゆつば》〟ものです。でも、益軒は、このおかげで84歳になっても目はよく見えるし、1本の歯も失っていないと述べています。益軒は、80歳で20本の歯を残そうという8020運動どころか、84歳で28本の歯を持っていたのです。

●唾液が感染症を防ぐ

でも、どうして〝口をゆすいだ湯〟、すなわち唾液には、このような作用があるのでしょう?

よく、動物はケガをすると傷口を舐《な》めます。これは、唾液に傷口を消毒する成分が含まれているためです。たとえば、リゾチーム。これは溶菌酵素《ようきんこうそ》ともいわれ、風邪薬にも含まれています。リゾチームを発見したのは、アレキサンダー・フレミングでペニシリンの発見者でもあります。

ほかにもラクトフェリンやＩｇＡ（アイ・ジー・エイ）なども含まれています。これらは初乳に含まれ赤ちゃんの感染予防に役立っています。

人間の唾液1ミリリットル（1立方センチ）中の細菌数は1億〜10億くらいです。皮膚の表面では1平方センチ当たり数千ということなので、口の中の細菌数が圧倒的に多いことがわかります。

歯の治療において通常、歯を抜いた後は化膿しないように抗生物質を飲みます。ところが、国によってはよほど腫《は》れていないかぎり薬を出しません。最近では歯を抜いた後に、人工歯根であるインプラント治療を行います。抜歯《ばっし》やインプラント治療は、骨にまで達する傷ができます。もし、腕などに骨まで達する傷ができたら間違いなく化膿します。しかし、口では唾液により守られているため、化膿することは少ないのです。

傷口を舐める理由はほかにもあります。口の中の傷は、皮膚の傷より数倍治りが早いといわれます。これは唾液に、傷口を早く治す物質も含まれているためです。

また、「よく噛むことはがんの予防になる」といわれます。これは、唾液のペルオキシターゼという酵素のおかげです。さまざまな発がん物質を唾液に30秒間つけると、発がん作用が著明に低下します。唾液には〝毒消し作用〟があることがわかります。よく嚙むことで唾液の分泌も盛んになり、がんの予防につながるのです。

●むし歯の予防にも効果絶大

まだまだ、唾液にはおもしろい作用があります。たとえばスムーズに食物を飲み込めるのも唾液のおかげです。唾液の出が悪くなると、飲み込みが悪くなります。味を感じることができるのも唾液のおかげです。食べ物に含まれる味覚物質は唾液に溶けて舌の細胞が味として感じます。ですから、唾液が少ないと味がわからなくなります。

また、唾液は発音とも関係しています。試しに、舌が乾いた状態でラ行（ラ・リ・ル・レ・ロ）を発音をしてみましょう。かなり言いにくくなります。唾液が出ないため、舌の動きが悪くなるからです。このような目でまわりの高齢者を観察すると、「飲み込みが悪い」「滑舌《かつぜつ》が悪い」「入れ歯がすれて痛い」などと訴える方は、唾液が出ず、口の中が乾燥しているのではないかと考えられます。

もちろん、唾液はむし歯とも関係します。甘いお菓子を食べると、歯垢のpH（酸度）が急激に低下し、酸性に傾きます。これはむし歯の原因であるミュータンス菌が、砂糖を利用して酸を作り出すためです。

通常、口の中はほぼ中性（pH7）ですが、ミュータンス菌の出す酸により歯が溶け始めます（pH5・5以下）。これを中性に戻すのは唾液の作用です。ちなみに唾液が中性に戻す力（唾液緩衝能《だえきかんしょうのう》）は、水の1万倍から10万倍にもなります。

唾液の量は健康状態を示すバロメーター

ところで、**血圧を下げる降圧剤や睡眠薬、抗うつ剤など多くの薬は、唾液の量を減らす作用があります**。風邪薬を飲むと口が渇くという体験をされた方は多いのではないでしょうか。

「薬を飲んでいるから、唾液が出ないのは仕方がない」と思われがちです。しかし、唾液を強制的に出す方法があります。

それが「あいうべ体操」です。一度、「あいうべ体操」をしてみてください。とくに〝べ〜〟のとき、思い切り舌を上前方に伸ばしてください。**舌を元に戻すと、不思議なことに大量の唾液が出てきます。**

舌の下側には、顎下腺《がっかせん》や舌下腺《ぜっかせん》という唾液を作るところがあります。舌を上前方に伸ばすと、この部分が陰圧になり、その瞬間、血液が唾液に置き換わるのです。

また耳の前には、耳下腺《じかせん》という大きな唾液腺があります。ここは「おたふく風邪」になると腫れる部分です。耳下腺は口を閉じているとき、唾液で満たされています。しかし、口を開けると、頬の筋肉により押され唾液が出ます。口を閉じると、また唾液がたまります。

つまり唾液は、噛む動きや舌を動かすことで、強制的にポンプ作用により出ることがわかります。降圧剤や睡眠薬などの副作用で唾液は減りますが、あごや舌を動かすことで、唾液を出すことができます。

昔から「唾液の多いお年寄りは長寿を得る」「よだれの多い赤ちゃんは丈夫に育つ」といわれます。唾液が多いということは、体が若いと同時に防衛力も強いということなのでしょう。唾液の量は、健康状態を示すバロメーターのひとつなのです。

第4章

教えて先生！　呼吸にまつわる疑問・対策Q＆A

Q1 気分をリラックスさせる、おすすめの呼吸法を教えてください

A 片方の鼻を押さえて息を吸い、もう片方の鼻からゆっくりと息を吐く呼吸を交互に行う「交互調息法《こうごちょうそくほう》」がおすすめです。

自律神経は、基本的に自分の意志でコントロールはできないのですが、「呼吸」を通して自律神経に働きかけることができます。

ゆっくりとした呼吸は、副交感神経の働きを活発にします。一方、浅く速い呼吸は、交感神経の働きを活性化します。また、吸気は交感神経、呼気は副交感神経の刺激になります。吸っているときは心に緊張が保たれ、吐いているときにはリラックスします。時間に追われて息詰まることの多い現代社会では、交感神経が緊張しやすいともいえます。ですから、**副交感神経を刺激する呼気を長くすることが大切**です。

これが、「吐く息」が大切といわれるゆえんです。しかし、だからといって口から吐いてしまうと口腔《こうくう》乾燥、低位舌《ていいぜつ》を引き起こしてしまいます。口から吐くことが大事なのではなく、**ゆっくりと長く吐くことが重要**なのです。鼻でゆっくりと吐くことは

交互調息法

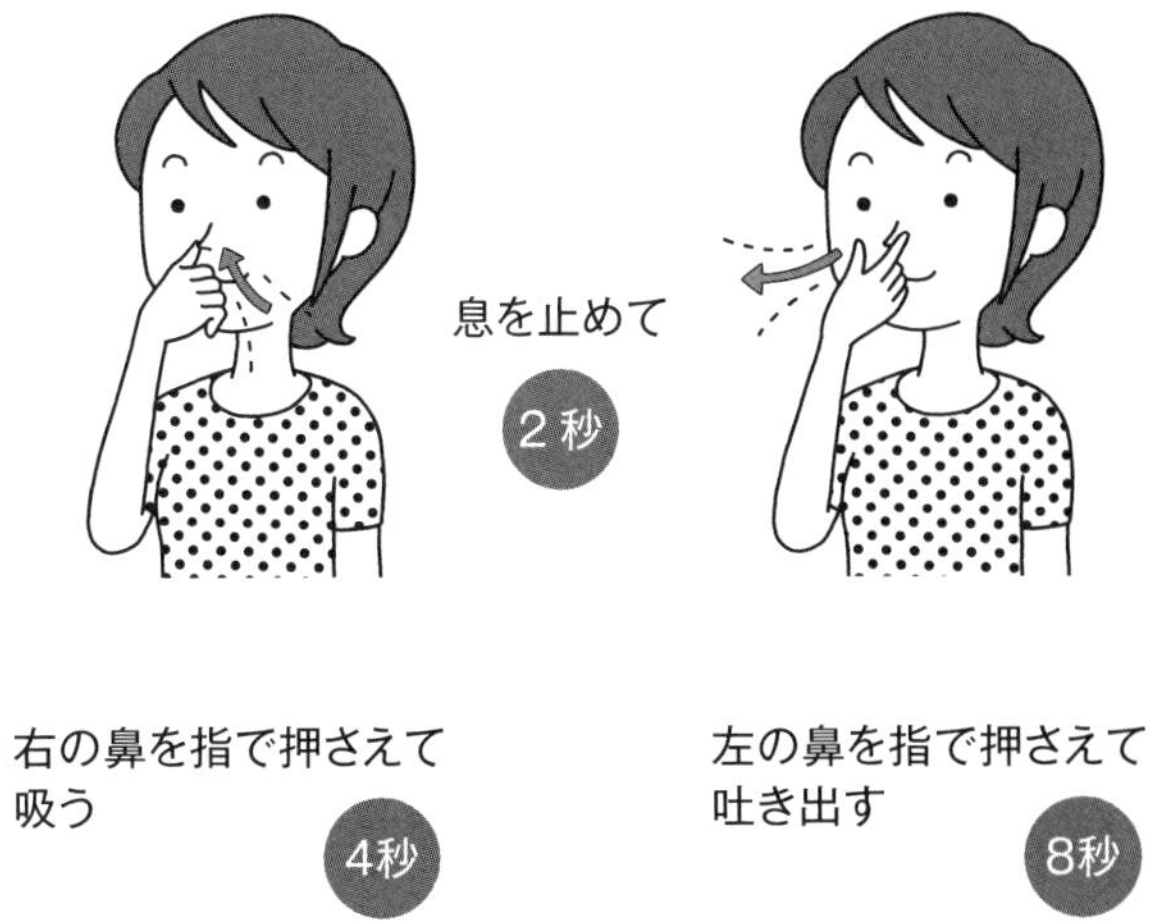
右の鼻を指で押さえて吸う
4秒
息を止めて
2秒
左の鼻を指で押さえて吐き出す
8秒

難しいですから、口をすぼめて少しずつ吐き出すように指導している本もあります。

では、鼻から同じようにゆっくりと長く吐き出すためには、どうすればよいでしょうか。そうです。**片方の鼻を指で押さえて閉じてしまえばいい**のです。そうすれば、吐く息が通る面積が半分になりますから、長く吐くことができます。

右手の親指で右鼻を、人差し指で左鼻を交互に押さえます。まず、右鼻を押さえて、息を吸い込みます。そして、いったん止めます。

それから親指を離し、人差し指で左鼻を押さえてゆっくりと吐き出します。

この吸気・休息・呼気を4秒・2秒・8秒くらいの割合で行ってください。これを10回繰り返した後、吸気と呼気をする鼻の穴を替えます。左鼻から吸い込み、右鼻から吐き出すようにします。これを**「交互調息法」**といいます。

どちらかの鼻が詰まっていたり、鼻中隔彎曲症《びちゅうかくわんきょくしょう》で元々通りが悪かったりするケースもありますので、無理をしない範囲で行ってください。慣れてくると、ネイザルサイクル（62ページ〜）を実感することができます。「いま、左側が自動的に詰まっていて休んでいるんだな」と。

交互調息法は、ストレスが多いと感じるときや、寝る前にやると効果的です。もちろんこのときも、舌の位置に注意しながら行います。舌の位置は、上あごにぴったりとつけた状態を意識するように心がけてください。

Q2 自然とため息が出てしまうのですが、口呼吸と関係があるのでしょうか？

A ため息は低位舌の証拠。なるべくならしないように。

いろいろある息のなかでも、注意が必要なのが「ため息」です。

第1章で、ため息はタバコと一緒と書きましたが、ため息が出るということは、低位舌であることの証拠です。試しに舌を硬口蓋《こうこうがい》（上あごの前方部）につけた状態で、ため息をついてみてください。難しいのではないでしょうか。

ため息は、安堵したとき、心配なことがあるとき、そして何かに感嘆したときなどに出てくるものですが、やってはいけないのは、心配のため息です。癖になってしまって、常時ため息をついている人がいますが、このような人は低位舌になっていて、体を悪くしていきます。しかし、これも癖ですから、本人はなかなか気づくことができません。

私のクリニックでは、ため息は厳禁です。もし、あなたの周囲でため息をついている人を見たら、「低位舌になっているんだなあ」と観察してみてください。ぽかんと口を開けることが多いはずです。

また、ため息をつくと気分が萎《な》え、知らず知らずのうちに本人に精神的負担を与えてしまいます。それが続くと、うつ病の入り口ともなってしまいます。

うつ傾向にある人や、「疲れている」と連呼する人に、私はよく聞きます。「ため息をついていませんか？」と。そうすると、「ため息ばかり出るんです」「人にも言われるんですけど、どうしても出てしまいます」というような答えが返ってきます。

繰り返しになりますが、ため息はタバコの煙と同じです。自分のみならず周囲の人まで気分、健康を害してしまいます。静かなため息であればまだ許せるでしょう。ところが、近くにいる人に「はあ〜〜〜っ」と、壁を隔てても聞こえるような大きなため息をつかれてみてください。かなり不快な感じがしますね。その不快な感じを、自分自身にも与え続けているのです。

ため息をやめるには、「あいうべ体操」をして舌の位置を正すことです。舌の位置が正しくなると口でため息がつけなくなります。そんなときは、「鼻ため息」になります。鼻息が荒いともいわれますが、鼻から息をするのは元気な証拠です。

Q3 水泳の息継ぎは口呼吸？　水泳は体によくないのでしょうか？

A 水泳の息継ぎは口呼吸ですが、運動は健康な体づくりに欠かせません。

実際に、健康によかれと思って始めた水泳でかえって口呼吸がひどくなり、持病が悪化したという症例もあります。さらに競泳やアーティスティックスイミング選手には喘息《ぜんそく》が多いという報告もあります。もちろん、一般的には喘息の改善に水泳がよいといわれていますし、健康づくりの一環として水泳を取り入れている人は数多くいます。過度な運動にならないよう、何事もほどほどがよいのです。

水泳はたしかに口呼吸を強制しますが、他方で、ふだんからぽかんと口を開けている状態の人が、数秒間でも無理やり口を閉じる状態になりますから、口を閉じる練習をしていることにもなります。

もし、心配であれば、プールサイドで「あいうべ体操」を行ってはいかがでしょうか。お風呂など湿気のある場所が口にとってはよい環境なので、プールサイドは「あいうべ体操」を行うのに最適な場所といえるでしょう。

Q4 季節によって口呼吸のなりやすさに違いはあるのでしょうか？

A 暑すぎても寒すぎても口呼吸になりやすいですが、とくに熱や水分が奪われやすい冬は要注意です。

口呼吸になりやすい環境条件はいろいろありますが、そのうち気象条件は代表的な条件のひとつです。

寒い季節に鼻呼吸をすると、「鼻が痛い」と感じたことがある人もいるでしょう。口呼吸では、口が冷えて痛いということはありません。また、夏バテでへばってしまってだらりと口が開いたり、サウナに入っているときなど、猛烈に暑い環境で「鼻が暑い」と感じてしまうときも口呼吸になってしまいます。

このように、暑すぎたり寒すぎたりすると口呼吸になりやすいのですが、とくに、口呼吸の体への影響は冬のほうがより強く出てしまいます。

哺乳類は恒温《こうおん》動物ですから、寒いときでもすぐに体を動かすことができます。その反面、体温を一定に保つために多くのエネルギーを必要とします。私たちの体温は36

〜37℃です。口腔内も大体そのくらいの温度に保たれていますし、水分もつねに潤っている状態であれば湿度は95パーセントほどあります。

夏と冬では、体温と気温、環境湿度と呼気湿度の差は歴然で、冬は気温も湿度も低い季節です。冬は息を吐くと白くなりますが、これはそれだけ体から熱と水分が奪われてしまっている証拠です。

夏は気温も湿度も高いため、中途半端に口を閉じていても、それほど熱と水分は奪われませんが、冬はちょっとでも油断すると、わずかな隙間から熱と水分が奪われていってしまいます。

当クリニックの患者さんでも、夏に症状が改善したと思ったら、冬になって、周囲が乾燥してくると症状が戻ってしまい慌てて受診される方もいます。ですから、夏よりも冬のほうが口を閉じることを意識する必要があるのです。

Q5 「口呼吸が花粉症に効く」と聞いたのですが、本当ですか？

A 鼻のアレルギー症状は一時的に緩和されるかもしれませんが、体全体には悪影響を与えてしまいます。

講演後の質問で、

「花粉が鼻の粘膜に付着すると花粉症の症状が出るということは、口で息をすれば、花粉症になりにくいのではありませんか？」

と、聞かれることがよくあります。

これまでお話しした内容の繰り返しになりますが、鼻には空気中のチリやホコリを除去する機能があり、鼻で呼吸することで、それらが肺に入らないようにしています。

それは、花粉も同じです。**鼻の粘膜でしっかりと花粉が除去されて、鼻水として排出されるからこそ、肺の奥に花粉が入っていかない**のです。

口呼吸では、ダイレクトに花粉が肺に吸い込まれてしまいます。もし、鼻の症状がなくなったからといって、その先の肺でアレルギー症状が起こるようになっては、呼吸器系に大きな問題を来たす恐れも出てきます。また、**口呼吸は呼吸器系の疾患以外にも、アトピーなどのアレルギー症状を悪化させる原因ともなります。**

花粉症の症状はつらいですし、「鼻をもぎ取りたい」「目玉をくりぬいて洗い流したい」とまで苦しむ方もいるほどです。そういう方は、薬を使って症状をコントロールしたり、**鼻うがい（142ページ参照）で花粉を洗い流すことも症状改善につながります。**

1年目で改善しなかったからといってもあきらめず、2年目、3年目と続けてみてください。当クリニックにも花粉症に悩む患者さんが受診に訪れますが、3年目にしてやっと薬から解放された方もいらっしゃいます。

鼻に花粉がついて症状が出たとしても、私は決して口呼吸はおすすめしません。体全体の健康を考えれば、鼻で呼吸するほうがよいのです。

Q6 子どもに口を閉じさせて鼻呼吸させようとすると、苦しがってしまいます。それでも、続けるべきでしょうか？

A 呼吸も教育が必要です。本来の鼻呼吸にする訓練を継続しましょう。

よく親御さんからこの質問を受けるのですが、子どもが苦しがるのは当然でしょう。慣れていない、訓練されていないのですから。

でも、「嫌いなものを食べさせると嫌がるんです」といって、子どもに好きなものばかり食べさせるでしょうか？　「この教科は勉強したがらないんです」といって、好きなことばかり学校で教えるでしょうか？　それは、教育の放棄だと思います。きちんと鼻で呼吸ができるようになるためには教育が必要なのです。

食事中にくちゃくちゃと音を立てて食べること（「くちゃらー」ともいわれます）は、マナー違反はもちろんですが、口呼吸のひとつのサインです。鼻で呼吸できないと、くちゃくちゃと口を開けながら食べる必要に迫られるからです。

これが、「口呼吸のサインかも」と気がつけば治すこともできますが、その親もまた、くちゃくちゃと音を立てて食べていたりすると、その家庭では、「くちゃらー」が普通のことになってしまいます。親も鼻炎、子どもも鼻炎というご家庭は、遺伝子の問題ではなくて、生活習慣が似かよっていることによって起こっているとも考えられます。

「苦しい」「つらい」と、子どもが訴えるからといって、それを言い訳にせず、人間本来の鼻呼吸にする訓練を継続しましょう。

第1章の冒頭でも触れましたが、「鼻が詰まるから口呼吸になる」のではなく、「口呼吸だから鼻が詰まる」のです。

A Q7 鼻が詰まったときはどうすればよいのでしょうか？

顔に鼻の通りをよくするツボがあるので、ツボ押しをしてみましょう。

鼻が詰まったときの対処方法をお伝えしましょう。

まずは手軽にできるツボ押しからです。両目から2～3センチ下のところ、鼻の根元斜め下方に「四白《しはく》」というツボがあります。

押さえると少し痛みを感じる人がいるかもしれません。鼻が詰まり気味の人は、ここが腫《は》れている感じがします。**鼻が詰まったら、この四白を10秒ほど押しもんでみます。**すると、不思議と鼻が通ってきます。お子さんの場合は、強く押すとひどく痛むことがあるので、なでてさする程度でもかまいません。ゆっくりとやっていると、そのうち鼻詰まりが治ってきます。

鼻の通りがよくなったと思ったら、一所懸命、鼻で呼吸をしてみましょう。もちろんこのときも、鼻から吸って鼻から吐くように意識してみましょう。ツボ押し効果は、

鼻の通りをよくするツボ

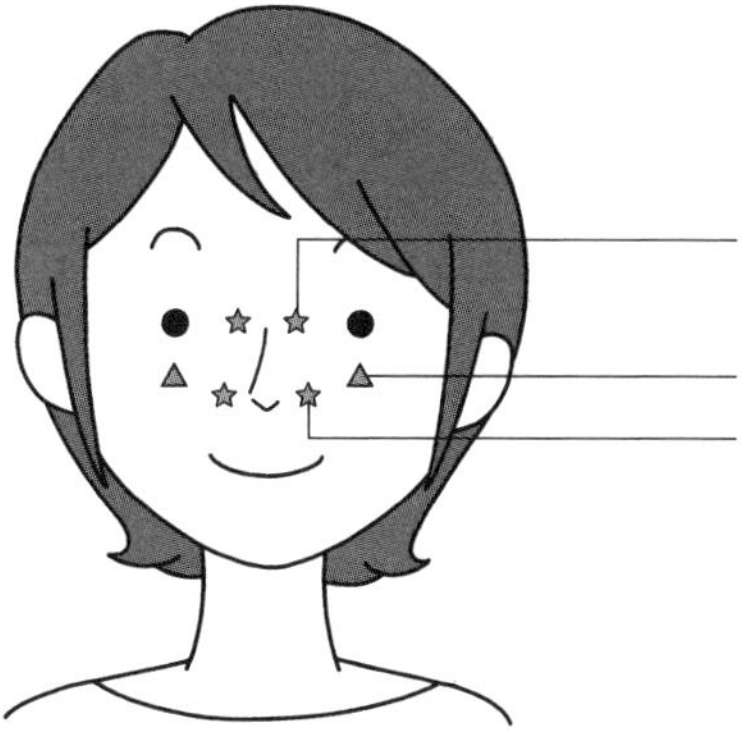

数分程度しか続きませんので、鼻詰まりが続くようならまた同様の動作を繰り返します。

ただし、強く押しすぎると皮膚の炎症を起こす可能性がありますから、頻繁にやるのは避けます。

また、左右の目がしらと、鼻の付け根との中間に**「睛明《せいめい》」**、鼻翼の横1センチのあたりには**「迎香《げいこう》」**と呼ばれるツボもあります。ここも同じような効果がありますから試してみてください。

Q8 ツボ押しだけでは鼻の通りが改善されません。ほかの方法はないでしょうか？

A 生理食塩水での鼻うがいや、馬油《バーユ》を使った点鼻がおすすめです。

もし、前述のツボ押しだけでは鼻の通りが改善しない場合には、**「鼻うがい」**をおすすめします。

使用するのは「生理食塩水」です。

真水は鼻に入るとしみますが、生理食塩水はしみません。それは、生理食塩水の塩分濃度が人間の血液と同じ約1パーセントだからです。この濃度であれば、違和感なく鼻を洗うことができます。

100ミリリットルの人肌程度の温水（蒸留水がよい）に、1グラムの食塩を入れるとできあがりです。スポイトや専用の鼻洗浄器具が販売されていますから、それらを使って鼻に通して鼻全体を洗い流します。

鼻に入れる生理食塩水の目安は、1回5ミリリットルほどで、のどに生理食塩水が

馬油の点鼻

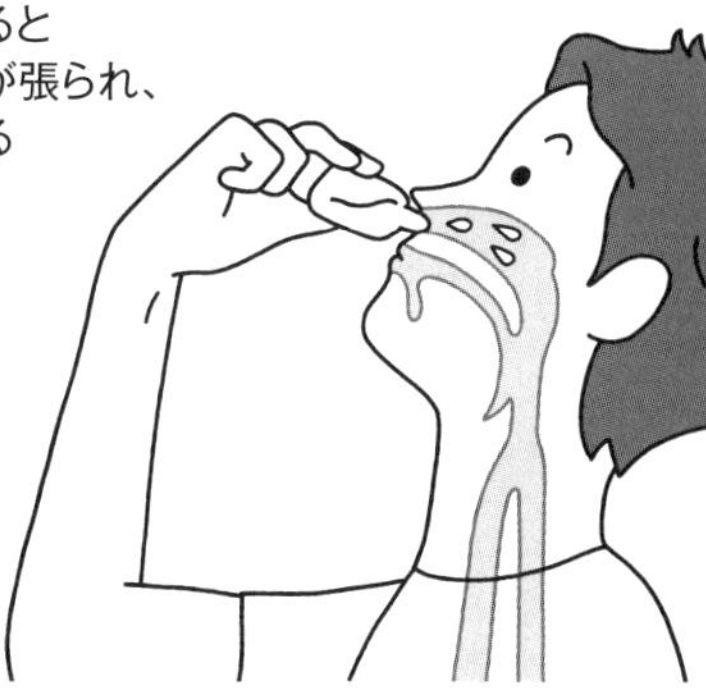

馬油を点鼻すると
鼻腔に油の膜が張られ、
潤いが保たれる

落ちてくる感じがする程度でかまいません。また、水は口から出してもよいですし、飲んでしまってもかまいません。

歯磨きや口のうがいなど、口の中をきれいにするのは日常的によく行われますが、鼻うがいはまだ一般的ではありません。しかし、難しいことではないので、試しにやってみてください。鼻がすっきりして空気の通りもよくなると思います。

また、鼻粘膜を保護するために、液状の**「馬油《バーユ》」**を朝、昼、晩と鼻の中に垂らすことも効果的です。鼻うがいもよいのですが、水分だけだとどうしてもすぐに蒸発して鼻の中の粘膜が乾燥することがあります。

とくに冬場は気をつけなければなりません。鼻粘膜は乾くとその機能が落ちてしまいますから、馬油を点鼻して油で膜を張り、その潤いを保つようにします。

それでも鼻詰まりが続く場合は、医療機関を受診したり、一時的にでも抗アレルギー薬や点鼻薬を使ったりして、しっかりと鼻の通りがよくなるようにしてください。

Q9 ずっとマスクをつけているのですが、これはよいことなのでしょうか?

A 漫然とマスクを使い続けていると、鼻本来の機能が失われる恐れがあります。

新型コロナウイルス感染症が流行する前のことですが、私のクリニックにはじめて来られる患者さんの中にも、風邪の予防のためにマスクをしてくる方が多くいらっしゃいました。そんなとき私は、「まず健康になりたかったらマスクをはずしてください」とお伝えしていました。

元々、鼻呼吸というのは口呼吸と比べると、しづらい感じがします。さらに、マスクをすると抵抗が増え、ますます息ぐるしくなってしまいます。そのため、マスクの下では口呼吸になり、口はぽかんと空いている状態になってしまいがちです。

岡崎先生は「鼻は天然のマスク」と表現しておられます(72ページ)が、その鼻を十分に働かせないで、人工のマスクにその役割を任せてしまっているのですから、鼻本来の機能は衰えてしまいます。

天然のマスクである鼻を十分に活用することができれば、風邪を引かない体をつくることができます。また年中マスクをしていると、「マスクで守らないといけないくらいに私の体は悪い」という意識を、自分自身に植えつけてしまいます。

あなたの体には自然に治る力、自然治癒力が眠っています。マスクをはずしても風邪を引かない、以前より元気になったという患者さんがたくさんいらっしゃいます。

もちろん、マスクの効用もあります。マスクは鼻や咽頭《いんとう》への加湿効果があり、ウイルスの侵入を約30パーセント減らすことができます。また、体内のウイルスを周囲に撒《ま》き散らさない効果もあります。ウイルスは単体で空中にいるのではなく、チリやホコリとくっついています。マスクは大きなホコリを遮る効果もあるので、チリやホコリについたウイルスは進入することができません。

「ぬれマスク」で風邪予防！

朝起きたとき、のどがイガイガしていたら要注意です。口を開けて寝たために口の中が乾燥し、風邪も引きやすくなります。

ぬれマスクの使い方

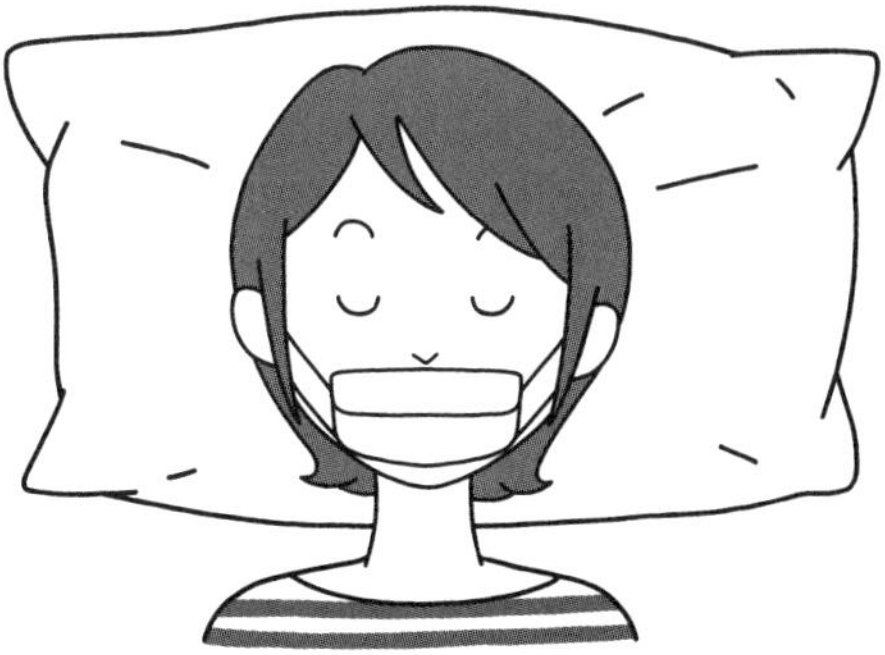

ガーゼマスクを3分の1程度外に折り返し、鼻は必ず出す

そんなときには、「ぬれマスク」が効果的です。

ガーゼのマスクをお湯に浸して軽く絞り、それをつけて眠ります。

ポイントは、マスクの上部を3分の1ほど外側に折り曲げ、鼻を出すことです。

こうすると、口呼吸が抑制され、鼻呼吸が促進されると同時に、口呼吸をしても湿度の高い空気を吸うことになるのでウイルスの侵入を防ぐことができます。

風邪を引きそうだと思ったら、試してみてください。

Q10 寝ているときに口が開いてしまいます。どうすればよいでしょうか？

A 簡単な対処法としてマウステープ（口テープ法）があります。

いまから紹介するマウステープはすぐに睡眠の質がよくなるすぐれた方法です。本来であれば、何もしなくても口を閉じたまま眠れるのですが、どうしても舌筋《ぜっきん》や口《こう》輪筋《りんきん》の機能が衰えると、口が開きやすくなってしまいます。

10～20ミリ幅の紙テープ（12ミリ幅のサージカルテープがおすすめですが、個人に合ったテープを選んでください）を5センチ程度の長さに切り、唇の真ん中に縦に1本貼ります。そして、そのまま就寝します。「ちょっと怖いなあ」と思う人は、寝る前に1時間ほど起きている状態で試してみてください。それでも怖さを感じるようであれば無理にする必要はありません。お子さんの場合は、5歳をめどに始めてみてください。この場合も、起きているときに練習をしておくとスムーズに取り組めます。

またお子さんの場合は、万が一に備えて、取れやすいようにテープの両端を折り曲げ

マウステープの使い方

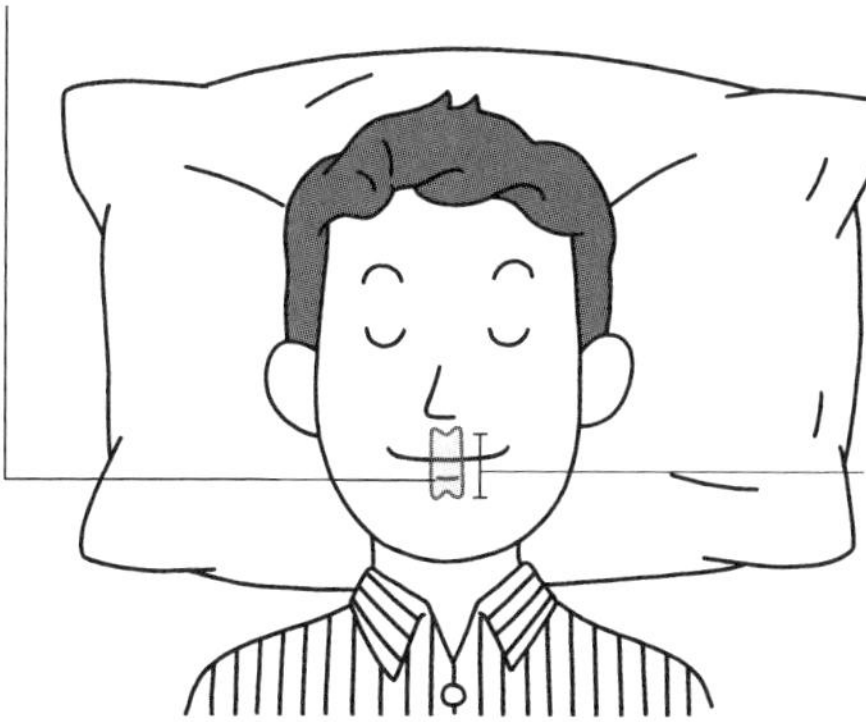

て全部が密着しないようにしてください。

テープの粘着で唇のまわりが荒れるという方は、布団や衣服に数回テープを貼りつけて、のりを少し落としてもかまいません。起床時、テープが唇に張りついて痛いときは、粘着力が強くて肌荒れしにくいテープが市販されているのでそちらを活用してください。

ただしマウステープは補助的な方法で、根本治療は自分の力で口がしっかりと閉じるようになることだと認識してください。

A Q11 口を閉じるための噛み方のポイントはあるのでしょうか？

前歯を使って食べると、咀嚼回数が自然に増えて、口を閉じる筋肉も鍛えられます。（岡崎）

人間の口には前歯と臼歯が存在します。前歯で食べ物を咬《か》み切り、それをさらに臼歯でよく噛むことで、消化吸収がよくなり、エネルギーの摂取効率が高まります。私は、人間が恒温動物に進化できた理由のひとつに〝よく噛むこと〟があるのではないかと考えています。

一方、現在のように高エネルギー食や〝軟らか食〟が満ちあふれていると、あまり噛まなくても、エネルギーは十分に摂取できます。しかし、硬いものを噛まなくなると顔の表情をつくる筋肉が弱くなり、その延長で口唇《こうしん》の筋肉も弱くなり、口が閉じられなくなる可能性があります。

さて、「よく噛んで食べなさい！」「最低、30回は噛みましょう！」といわれますが、軟らかい食べ物を30回も噛めるでしょうか？

意識すれば一時的にはできるかもしれませんが、自然にやろうとするのはとても困難です。

私は、**噛む回数は食べ物の〝大きさ・硬さ・水分の量〟によって決まる**と考えています。ここに、よく噛んで食べるためのヒントがあります。

前歯はいわば包丁の代わりのようなものです。すでに、包丁で小さく切られた食べ物であれば、わざわざ前歯を使う必要がありません。最初から口の奥に入れてしまい、噛む回数は当然減ってしまいます。しかし、食べ物を小さく切らず塊のまま食べるようにすると、大きな口を開けて前歯でかじり取るという行程があるため、自然と噛む回数は増えていきます。さらにかじり取りにくい食物であれば、口唇や舌にも力を入れるので筋肉も発達します。

たとえば、リンゴの丸かじり、トウモロコシも前歯でかじり取ります。カレーであればジャガイモは小さく切らない。みそ汁の具も大きなまま入れます。サンドイッチでも、パンの耳を切らずにつけておくことで、噛むことが促されます。

こうすれば、①大きな口を開ける、②前歯を使う、③舌がよく動く、④唾液《だえき》がよく出る、⑤嚙む回数が増え口唇や顔の表情を作る筋肉などが発達する、という口を閉じるためによい効果がもたらされます。

また、食べたものを水やお茶で流し込むケースが目につきますが、こうした流し込み食べをすれば、嚙む回数は減ってしまいます。お茶や水は食後に飲むようにしましょう。

Q12 よく噛むと食中毒が防げるって本当ですか？

A 噛むことで胃液が分泌され、細菌の繁殖を防ぐことができます。（岡崎）

暑くなる時期は食中毒のシーズンですが、食中毒予防の対策といえば、①手洗いをする、②熱を加えて調理する、③包丁やまな板、食器をよく洗うことです。これらはすべて口に入る前の予防ですが、もうひとつ、口に入れるときの予防かあります。

１９９６年、とある小学校でＯ－１５７による食中毒事件が起きたころのこと。ある会合で、兵庫県のお医者さんから「食中毒の予防はよく噛むことです。歯科医師会が、〝噛むことの大切さ〟について以前からキャンペーンをされておられるので、この地域は大丈夫です」という話を聞きました。

人間の胃液は強い酸性ですが、これも一種の生体の防衛力です。よく噛んで唾液が出ることで、胃液をはじめとした消化液の分泌が活発になります。

そもそも食中毒の菌は、食べ物を通じて口から入ります。人間の平均体温は36～37℃ですが、これは細菌が増殖しやすい環境といえます。そこで、菌を殺すために胃液が分泌されるようになります。胃液はpH1の強酸です。食中毒の9割を占める細菌性の食中毒は、細菌が胃液によって殺されるため、それにさらされれば本来起こることはないはずなのです。ちなみに、コレラ菌はpH5で、酸に強い細菌でもpHが4より下だと活動を停止しますから、コップ1杯のコレラ菌に、人間の胃液を1滴落とすだけで菌は瞬時に死滅します。何らかの理由によって細菌が生き残り、小腸の下部に達し増殖することで食中毒が起こるのです。

ですから、食べ物を嚙まないで飲み込んだり、水分で流し込んだりすると、胃液が薄まり、食中毒の危険性は高まります。とくに、食事のときに水分を多量にとると、胃は食べ物を早く腸管に送り出そうとします。すると、胃液によって菌を十分に死滅させることができず、残った菌が腸で増殖し、食中毒を起こす可能性が高まるのです。

また、よく嚙むことによって食べたものの表面積が広がり、その分胃液に触れやすくなるため、食中毒の予防につながるともいわれています。

日本人が観光で東南アジアに行って、コレラに感染した話をよく聞きますが、現地の人が感染する話はあまり聞きません。これは、日本人特有の食べ方と関係しているように思います。

A Q13 唾液をよく出すためのマッサージ法はありますか？

下あごの骨に沿って、指を滑らせながら押していきましょう。

唾液は咀嚼によって分泌されますが、唾液腺を外から押しても分泌されます。ここでは、その唾液腺マッサージを紹介しましょう。

胸鎖乳突筋《きょうさにゅうとつきん》という筋肉があります。これは、胸骨、鎖骨、そして頭蓋骨《ずがいこつ》の乳様突起《にゅうようとつき》についているのでその名前が付いています。首を捻《ひね》ったときに浮き出るその筋肉を、鎖骨からたどっていくと、ちょうど耳の後ろの辺りの頭蓋骨の出っ張りに気がつきます。これが乳様突起です。両手で乳様突起から下あごのくぼみに沿って、軽く押しながら、あごの先まで指を移動させてみてください。ここは、**耳下腺《じかせん》、顎下腺《がっかせん》といった唾液腺があり、指を滑らすように押していくと、口中に唾液がじわじわとわき出てくるのが実感できる**と思います。

唾液には、食事のときに出てくる比較的サラサラした（漿液《しょうえき》性の）唾液、外から圧迫するなどして出てくる粘液性の唾液に分かれます。こうして、粘液性の唾液を出し

唾液腺マッサージ

指先で下あごの骨の内側を滑らすように押していく

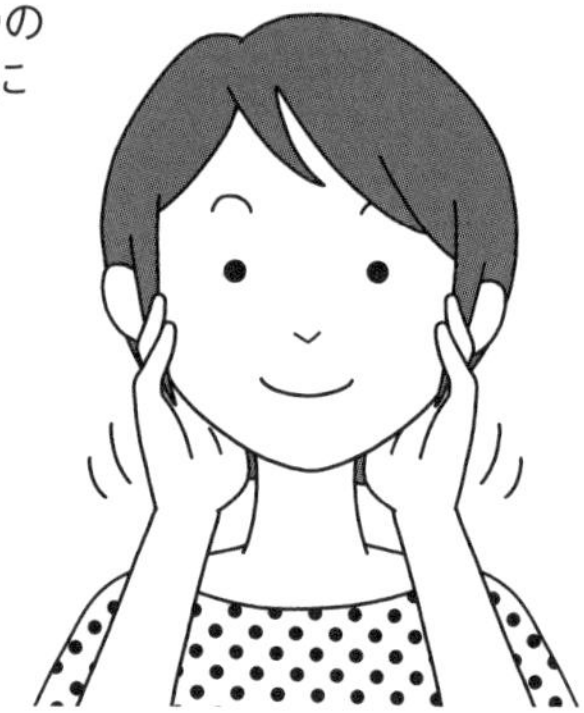

て、口の乾燥を防ぐのも口内環境を守るにはよい方法です。

ふだんから唾液腺マッサージをやって、唾液を分泌しやすくしておくと、だんだんと分泌量も増えてきますし、口の中も乾燥しにくくなります。

ちなみに、乳様突起のすぐ下のくぼみを内側に向かって押してみて、痛みが生じたり、腫れている感じがあったりすると上咽頭炎の疑いがあります。風邪を引きやすい、肩こり、めまい、耳鳴り、頭痛などが起こりやすくなるので、この部分が痛いという人は、上咽頭炎の治療が必要かもしれません。

A Q14 「あいうべ体操」は本当に効果はあるのでしょうか？

効果を疑う前にまずやってみることです。お金も時間もかかりません。

「『あいうべ体操』は、私の病気に効果がありますか？」と聞いてこられる方がいますが、そのような質問をされる方に限って実際にやっていないことが多いのです。

「あいうべ体操」は、どこでも、いますぐに始められますし、お金も時間もかかりません。やらない理由がないのに、やる理由を探している人を見ると、「本当に治りたいと思っていないのでは？」と勘ぐってしまいます。

現在口呼吸をしている人は、もちろん、「あいうべ体操」ですべての病気がよくなるわけではありません。ただし、ご自分のいまの体調やかかっている病気に、口呼吸が大きく関係していることだけは確かです。疲れやすい、風邪を引きやすい、などの自覚症状はもちろん、一見関係なさそうな高血圧、痛風などでも、口呼吸の影響から数値が悪化していることがあります。

大事なことなので何度も繰り返しますが、私は、きちんと鼻呼吸をすることが、病気の予防や治療の第一歩だと思っています。生活習慣を改めるには、食事と栄養、そして呼吸です。

鼻呼吸の指導をした患者さんたちから、さまざまな疾患が改善したとの声を聞き、私も、はじめは「医学的にどのように捉えればいいのだろう」と思っていました。その後、多くの経験を重ね、いまでは**食事が健康に大きな影響を及ぼすように、呼吸方法も健康を大きく左右すると、確信するに至りました。**

「あいうべ体操」は習慣化させることが大切です。調子の悪いときだけ思い出したようにする人もいるのですが（思い出すだけましだとしても）、日ごろの食生活や運動のように習慣になると、自分の命も守りやすくなります。

そのためには、はじめのうちは面倒ですが、「あいうべ体操」を行う時間や場所、ルールを決めて行ったほうがよいでしょう。思い出したときにやるのではなく、トイレに入ったとき、お風呂に入ったとき、寝る前、食後など、自分の生活にあった習慣をつくってみましょう。そして、まず3週間を目安に取り組み、その後は3か月を目標に継続してください。「百聞は一見にしかず」です。

A Q15 「あいうべ体操」をやるのに効果的な時間はあるのでしょうか？

入浴中や就寝前だと、より効果が高まります。

「あいうべ体操」はいつでもどこでもできる体操ですから、基本的に場所も時も選びません。

ただ、「いつがよいか？」と聞かれて真っ先に思いつくのが、**入浴しているとき**です。お風呂場は周囲が湿っていて、体操中に口を開いても口の中が乾燥しにくいですし、筋肉の緊張もほぐれて口を動かしやすくなります。鼻も通りやすくなります。

また、就寝前の適度な運動はストレスを解消し、穏やかな眠りを誘うためにとても有効ですので、就寝前に「あいうべ体操」をすると、寝つきもよくなります。さらにいえば、寝ている間は唾液の分泌が極端に少なくなりますから、「あいうべ体操」で口と舌を動かし、唾液で十分に口の中を潤して乾燥させないようにします。唾液腺は副交感神経がコントロールしていますから、唾液腺を刺激して唾液が出ることで、ますます寝つきがよくなります。

A Q16 歯磨きをしながら「あいうべ体操」ができますか？

できます。最後に「べ」で舌をなでるように歯ブラシで磨くとよいでしょう。

歯磨きと「あいうべ体操」の動きはとても似ています。奥歯の上部を磨くときは「あ」と口を縦に開きますし、側面を磨くときは「い」と口を横に開きます。

実は、**「あいうべ歯磨き」**というものもあるのです。これは福岡県太宰府市で歯科医院を開業しておられる太田秀人氏の発案です。奥歯の上を磨くときに、いつもより口を大きく開けます。「あ」の動きです。そのままの状態を続けると、ふだんより疲れるはずです。次は、「い」で奥歯の横をしっかりと磨きます。もちろん首筋に力を入れて緊張させます。「う」では、少しアヒル口のようにして唇を上下に開いて前歯を磨きます。そして最後は「べ」をして、歯ブラシで舌をやさしくなでるように磨きます。この舌磨きは、インフルエンザを予防する効果もあります。

このようにちょっとした工夫で、日常生活に「あいうべ体操」を取り入れていくと、継続しやすくなります。

A Q17

あごが痛い場合、「あいうべ体操」はどうすればよいでしょうか？

無理に口を開かず、「い」と「う」を繰り返しましょう。

「あ」と「べ」の口の動きは、口を縦に開くため、どうしてもあごの関節を使う必要があります。

顎関節症《がくかんせつしょう》などで、口を開けるとあごが痛む人は、「い」と「う」の動作だけを行いましょう。その代わり、唇を閉じたまま前歯と唇の間を舌を左右に滑らしたり（ベロ回し）、左右の頬を舌で押したりしましょう。

大切なことは、「正しい舌の位置」と「口を閉じておくこと」を意識することです。これだけでも、顔の筋肉も舌筋も、バランスよく鍛えることができます。

「あいうべ体操」で、顎関節症が改善したり、あごのクリック音がなくなったりする人もいます。ただし、ずっとあごの痛みが消えない場合は、歯科医院などを受診して、専門医から適切な治療を受けるようにしましょう。

A Q18 声を出しながら体操してもよいのでしょうか？

声を出すと、より運動効果が高まります。

「あいうべ体操」は、声を出しても出さなくてもかまいませんが、筋肉の動きや脳血流の観点からいうと、**少し長めに声を出しながら「あ」「い」「う」「べ」と口と舌を動かすと、より効果的です。**

発声したほうが、無音（口パク）のときよりも多くの筋肉を動かしますから、運動効果が高まるのです。ただし、あまりに長時間、声を出してしまうと口呼吸によって口腔が乾燥してしまうので、時間を決めてほどほどに行いましょう。

また、声を出す運動というのは、場所や時間によってできないことのほうが多いはずです。「声を出さないと効果があがらない」と考えると、それが〝やらない理由〟になってしまいます。声を出さなくても十分に効果はありますから、声を出すか出さないかはまわりの状況を考えて判断しましょう。それよりも、「いつでも」「どこでも」できる体操ですから、いますぐ始めることのほうが先決なのです。

A Q19 「あいうべ体操」は子どもでもできるのでしょうか？

もちろんできます。親子でするなら、「二段あいうべ体操」がおすすめです。

「あいうべ体操」は、「だれでもできる口の体操」ですから、早い子なら2歳でも大丈夫です。もちろん、子どもたちは、体操の意味は理解できないでしょうが、親が口を動かすと、子どもはおもしろがってまねをします。とくに「べ～」は子どもが好きな動きです。

よく小さいお子さんの口が閉じていないことを心配する親御さんがいますが、2歳くらいまではぽかんと口を開けていても、それは唇や舌の働きが十分でないためですから心配はいりません。成長していくにつれ自然と閉じていきます。ただし、いびきをかいたり、寝ているときにも口を開けていたりするようだと、「あいうべ体操」をさせたほうがよいでしょう。

お子さんと一緒に「あいうべ体操」をするときに、どこまで大きく口を開くのか、お子さん自身がわからない場合があります。そのときは、**「二段あいうべ体操」**をやってみてください。

元々は、私が子どもたちとお風呂場で体操をやっている最中に、子どもたちが早く終わらせたいからと、「あっ・あ〜」「いっ・い〜」「うっ・う〜」「べっ・べ〜」と、一度口の動きを小さくしてから、次にそれ以上に動かすことを始めたのがきっかけです。

こうすると、筋肉がストレッチされ従来よりも大きく口や舌を動かすことができますし、急に口を動かして、顎関節や口のまわりの筋肉を傷める心配もありません。

わが家では、お風呂に入っているときなど、親子で「二段あいうべ体操」を行っています。

二段あいうべ体操

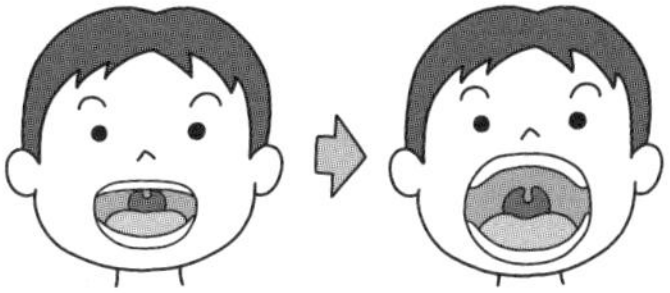

「あ」

1回目は軽く口を開け、
2回目は大きく開ける

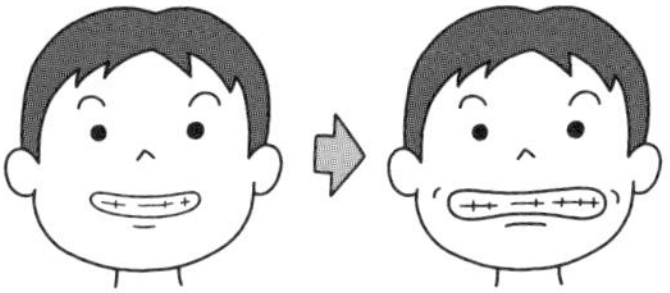

「い」

1回目は軽く口を
横に伸ばし、
2回目はめいっぱい
横に伸ばす

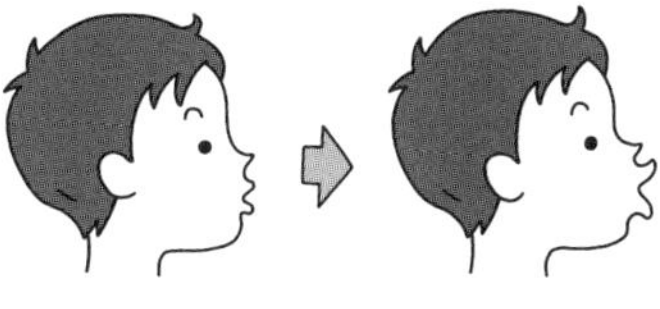

「う」

1回目は軽く唇を
突き出し、
2回目はより唇を
前に突き出す

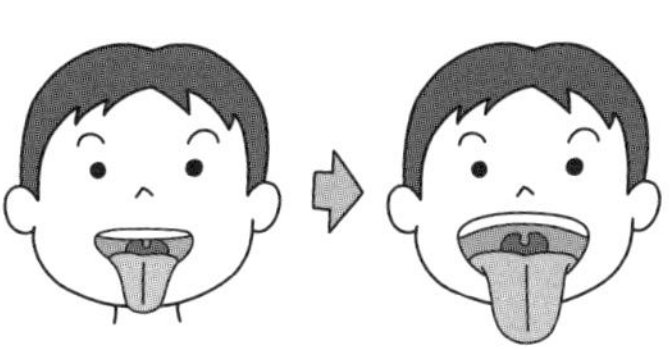

「べ」

1回目は舌先が
見える程度、
2回目に限界まで
舌先を出す

AQ20 「あいうべ体操」以外の体操もあるのでしょうか?

昔ながらの口遊びが効果的です。(岡崎)

もちろん、口を動かす体操は、「あいうべ体操」だけでなく、いろいろあります。たとえば、「アッカンベー」をする動きは、「あいうべ体操」に似ています。舌を思い切り前に出すと、唾液はたくさん出ますし、舌の動きもスムーズになっていきます。また、ボタンプルといって、ボタンにヒモをつけ、口唇にくわえて引っ張ったり、手を使わないで風船を膨らませたりする口遊びも効果があります。

これ以外にも、風車《かざぐるま》を吹いてくるくる回したり、シャボン玉を作ったり、にらめっこや口笛、風船ガムなども代表的な口遊びですが、最近、このような口遊びをする子どもが、めっきり減りました。

これらの口遊びは口を閉じる力と大きく関係します。口唇閉鎖力が弱ければ口をすぼませることができないのです。

兵庫県の小児歯科医の徳永順一郎氏は、幼稚園の年長児に1年間にわたって風船がムで口遊びをさせました。当初6割の子どもたちがガムを膨らませることができませんでしたが、1年後にはほぼ全員できるようになりました。それに伴い、口を閉じる力も増加しました。

この例からもわかるように、かつての子どもたちは、口遊びを行うなかで自然に顔の表情をつくる筋肉が鍛えられ、同時に、口のまわりの筋肉も鍛えられていたのです。口呼吸の予防のためにも昔ながらの口遊びを考え直し、生活の中に取り入れていく必要があるようです。

歯科医の視点⑥

口呼吸は退化の始まり

「Q11」と「Q12」において、噛むことの大切さについて紹介させていただきましたが、ここで、噛むことと歯の本来の使い方について少し補足させていただきます。もちろん、本書のテーマである呼吸にも大きくかかわってきます。

何度も生えかわる歯のほうが便利？

ヒトの永久歯は抜けると二度と生えることはありません。「何度も生えてくれれば歯科医院へ通わなくてすむのに……」そんなことを思ったことはありませんか？

サメの歯は抜けても何度も生えてきます。半年から1年で、すべての歯が生えかわりますし、種類によっては一生に3万本も生えます。一方、ヒトは1回しか生えかわりません。ヒトは、魚類からカエルの仲間の両生類、ヘビやワニの仲間の爬虫類《はちゅうるい》を経て、イヌやウシなどの哺乳類、そしてヒトへと進化してきました。ですから、ヒトの歯のほうがよくできているはずなのです。なのに、なぜヒトの歯は一生に一度しか生えかわらないのでしょうか？　その秘密について探りたいと思います。

ヒトの歯は、外側に体の中でもっとも硬いエナメル質、その内側には象牙質《ぞうげしつ》、中心に神経があります。歯の根は歯槽骨《しそうこつ》という骨に埋まっており、その間にクッション役の歯根膜《しこんまく》があります。

一方、サメの歯はヒトと大きく異なり、歯の根がありません。だから歯が埋まっている歯槽骨や歯根膜はありません。

植物も根がなければ、台風などで簡単に倒れます。それは歯も同様です。根のないサメの歯は簡単に抜けますが、ヒトの歯は根があるために抜けにくいのです。歯の根と歯槽骨の関係は、電球とソケットの関係と同じと考えてもよいでしょう。

嚙むたびに歯が抜けたらどうなるか想像してください。何度も生えかわる歯は、決して便利とはいえません。ヒトの歯は、大切にすれば一生もつようにできているのです。

歯の形にも意味がある

次に、歯の形について目を向けていきましょう。

魚類、爬虫類の歯はすべて同じ形をしていますが、哺乳類は異なった形の歯を持っています。たとえばヒトは、前歯・犬歯・臼歯と3種類があります。水久歯は前歯が8本、犬歯が4本、臼歯が16本あり合計28本。割合にすると2対1対4です。

前歯が発達している動物はネズミやウサギなど、ニンジンなどの食べ物をかじるのに都合がよくなっています。また、犬歯が発達している動物は、ライオンなど肉を引き裂くのに便利にできています。さらに、臼歯の発達したウシなどは、穀類をすりつぶすのに便利にできています。

ヒトの歯は、3種類の歯がすべて備わっているため、ヒトはこれらすべての種類の食べ物を食べることができます。さらにいえば、2対1対4の割合で野菜・肉・穀物を食べれば、健康にもよいことを意味しています。

哺乳類は咀嚼と呼吸で進化した

ヒトの口の上には口蓋がありますが、これは哺乳類の特徴です。これで口腔と鼻腔が独立した空間となります。ですから口の上部をのぞいても、鼻の穴を内側から見ることができません。口腔と鼻腔はのどの奥でつながっています。

ところが、両生類や爬虫類は口腔と鼻腔を分ける口蓋がなく、口の上部には鼻の穴の真裏に穴が開いています（内鼻孔）。つまり、口腔と鼻腔の間を隔てる敷居がありません。これがないと、食べ物を口に入れたとき、どうなるでしょう？　試しに、指で鼻をつまんで食べてみてください。息ができないためゆっくり噛んで食べることができません。だから、カエルやヘビは食べ物を丸飲みします。

哺乳類は口蓋があるからこそ、息をしながら噛んで食べることができるのです。そして、食べ物を口の中にため、しっかりと噛めるようになり、哺乳類はさまざまな形の歯を持つことができました。口の中では、咬み切る前歯、突き刺す犬歯、すりつぶす臼歯へと、歯の役割が分かれたのです。とくに、臼歯の誕生によって、それまで丸飲みにしていた食べ物を口の中で砕くことができ、消化・吸収がスムーズになりました。

哺乳類と爬虫類の大きな違いのひとつに、恒温動物か変温動物かがあります。私は、哺乳類が恒温動物になれたのは、臼歯のおかげではないかと考えています。

体温を一定に保つためにはエネルギー源が必要です。そのためには臼歯で食べ物をよくすりつぶして、栄養を効率よく吸収させる必要があります。丸飲みで食べたのでは、消化・吸収が悪く、十分なエネルギーを得ることはできません。また、哺乳類は鼻腔が独立して口にものを含んだ状態でも鼻で呼吸ができるため、多量の酸素が体内に入り、効率よくエネルギーを作り出すことができます。

こう考えると、人間の進化のなかで噛むことの役割、そして鼻呼吸の役割は非常に大きいことがわかります。

歯周病の始まりは、歯茎《はぐき》が赤く腫れる歯肉炎です。これは歯と歯茎の境目にたまる歯垢《しこう》によって起こります。そして歯垢が固まると歯石《しせき》になります。歯石は歯科医院でなければ取れません。歯に歯石がつきだすと、歯茎の骨（歯槽骨）が溶かされます。

動物別の鼻と口の構造の違い

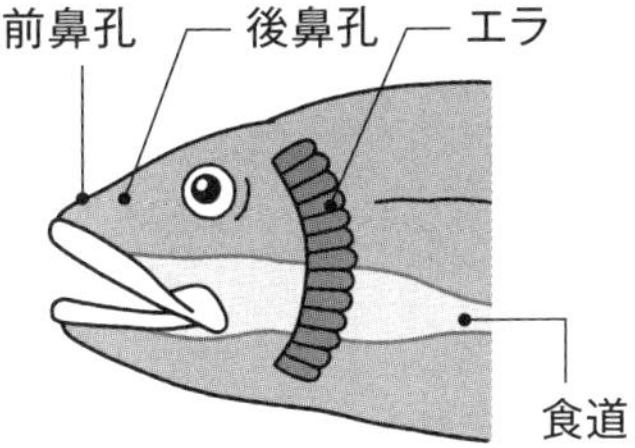

魚類
鼻と口は完全に分かれていて、鼻はにおいを嗅ぐ機能のみ。酸素は口から水を入れてエラで取り込まれる（エラ呼吸）

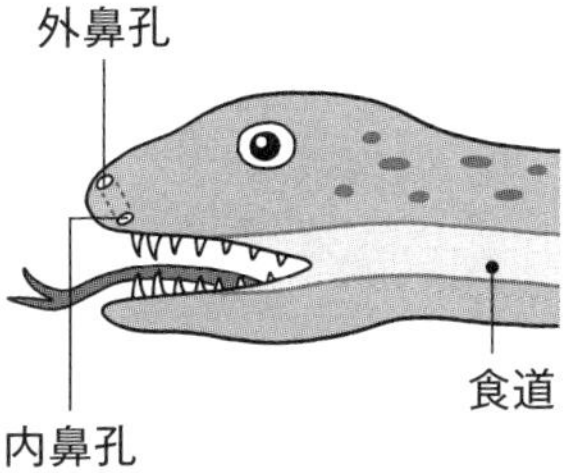

両生類・爬虫類
鼻が口腔とすぐに合流するため、鼻で息を吸うか口で食べ物を食べるか、一方の動作しかできない

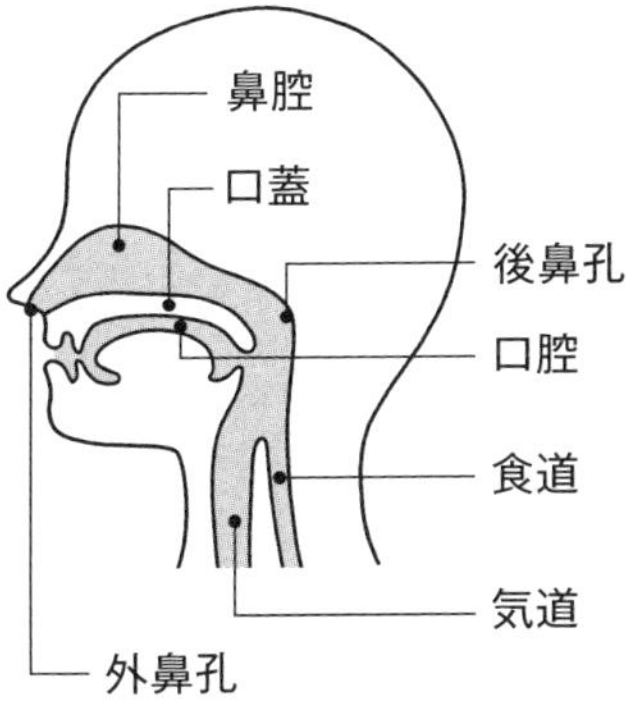

哺乳類
口蓋によって鼻腔と口腔が分かれているため、食べ物を口に入れながら、鼻で呼吸ができる

そして歯がぐらつき始め、ついには抜けてしまいます。それが歯周病です。

歯槽骨を失い、歯が抜けてしまうというのは、前述した魚類や爬虫類の歯と同じです。歯周病は、魚類や爬虫類の状態に戻ってしまう病気といえます。退化しないようにするためには、日ごろからの歯の手当てが大切です。

私たちの歯には、前歯、犬歯、臼歯、さらには歯根や歯槽骨、歯根膜もあります。そして、口腔と鼻腔は口蓋によって隔てられ、それぞれの役割分担が明確になったことで、ヒトは進化の道を歩んできました。

ところが、口唇を閉じる力が減少し口呼吸になると、ゆっくりとよく噛むことができません。口呼吸はまさに、魚類や爬虫類へ逆戻りする現象ともいえます。口唇を閉じ鼻呼吸にすること、そして「あいうべ体操」を行うことの大切さが、よりいっそう理解できたのではないでしょうか。

補講

実例！「あいうべ体操」で病気が治った！

――「病巣疾患」に負けない体をつくる

口の中で起きた「炎症」が体中に飛び火する……

さて、今まで口を閉じることの大切さ、なかでも呼吸の問題、舌の問題について紹介してきました。近年は、証拠に基づいた医療（ＥＢＭ）ということが重んじられ、何でも大規模研究が必要といわれます。その一方で、エビデンス（根拠）のない、痛みに対するビタミン処方や牽引《けんいん》治療などが、未だ普通に行われています。

ところで、私たち人間は、なぜ歩くのでしょうか。その前に、なぜ二本足で歩くのでしょうか。そんなことをふだん考えて歩く人はあまりいないと思います。二本足で歩くというのは〝当たり前〟だからです。鼻で呼吸するというのも、構造からして〝当たり前〟のことです。当たり前のことには、証拠は必要ありません。**当たり前のことを当たり前にしないから体が悪くなっていく**のは、とても単純明快なことです。

ここでは、「あいうべ体操」を継続しながら、口を閉じて自分の力で健康を取り戻した方々を紹介していきます。なかには、「本当に呼吸を変えるだけで？」と、思われるような症例もあるかもしれませんが、すべて本当のことなのです。

ただ、証拠は必要ないといっても、この本で述べていることが根拠のない民間治療法などと一緒にされては、著者としては不本意です。また、本書はあくまでみなさんに健康になってもらうための本ですから、これまでの話を補う意味で、ここでは少し専門的な話になりますが、「病巣疾患《びょうそうしっかん》」をテーマに科学的根拠について少し説明します。

「病巣疾患」とは何か?

口呼吸により引き起こされる疾患について、その理由を説明しようとすると、「病巣疾患」という聞き慣れない医学用語に行き当たります。

病巣疾患(以前は病巣感染症といわれていました)とは、「体のどこかに限局(限られた範囲の)した慢性炎症があり、それ自体はほとんど無症状か、わずかな症状を呈するにすぎないが、遠隔の諸臓器に、反応性の器質的および機能的な二次疾患を起こす病像」と定義されます。

第1章で述べたように、ことわざでいうと**「風が吹けば桶屋が儲かる」**が近いでしょうか。いうまでもなく、元々の原因は風が吹いたことにあるのに、回り回って桶屋さんが儲かってしまったというお話です。桶屋さんは、なぜ自分のところにお客さんが増えたのかわかりません。そして、はじめの風が強く吹いたのを見た人も、それがどのような結末を引き起こすのかを知りません。それぞれが、別々で関係のないような出来事ですが、関連性を持ってつながっています。

これを人間の体に当てはめてみます。病巣疾患を最初に記載したのは、病巣疾患の父といわれるフランク・ビリングスで、彼は20世紀のはじめに、関節炎と腎《じん》炎の症例を『Lane medical lecture』（１９１６年）で報告しています。

ビリングスにさかのぼること16年前、１９００年にウィリアム・ハンターが、オーラルセプシス（口腔敗血症《こうくうはいけつ》）という概念で伝えています。これは、口腔内の治療によって、微生物が体を巡るようになってしまい、病気を引き起こしてしまうという考えです。いまから見ると、かなり先進的な着眼点だと思います。

感染症というのは、発熱、痛み、倦怠《けんたい》感など炎症を引き起こします。これは、白血球から放出される「サイトカイン」という物質が原因です。風邪を引いたときのことを思い出してください。だるくて、熱っぽくて、食欲がなくなり、関節などあちこちの痛みが生じることがあります。それがサイトカインによる全身性の炎症です。もちろん感染症でなくても起こることはありますが、今回は感染症のケースについてのみ念頭に置くことにします。

ハンターは、「口腔敗血症」はほとんどが歯科治療によって起こされるものであり、それらが貧血や慢性関節炎を引き起こしているので、感染した病巣は切除されなければ治癒《ちゆ》することはないと説きました。当然、この発想は当時の歯科治療従事者からは激しい非難を浴びることになります。患者さんにとってよかれと思ってしたことが、病気の原因だといわれたのですから。

ところが、その後、抜歯《ばっし》や扁桃《へんとう》摘出によってさまざまな病気が治癒したという報告が集まり、病巣疾患は一般的な知識として普及していきました。その結果、1920年代のボストンのある大学の病院では、病気の治療と称して歯をすべて失うことになった入院患者は、その半数に及んだという報告もあります。

当時の治療は、病巣と思われる部位をどんどん切除するという、とても乱暴なものでした。バクテリアが直接血流に乗って遠隔臓器に到達して炎症を引き起こすと考えられていたため、その元を取り除こうとしたのです。

それから数十年経った1942年に、いまではだれでもが知っている抗生物質、ペニシリンが実用化され、世界中で使われるようになりました。抗生物質の効果はめざましく、感染症は克服されると思われました。それまで、病巣を切除するしかなかったものが、注射によって、病気を抑えられるとしたら、どちらを選ぶかは明白です。

このようにして、病巣疾患という概念はあっという間に医学の表舞台から姿を消してしまうことになります。

●「病巣疾患」によって引き起こされる疾患

病巣疾患によって引き起こされる疾患を図にしました。ご覧いただければ、思わぬ病気が並んでいることに気がつくはずです。そして、これまでご紹介してきた口呼吸で引き起こされる疾患と重なっていることにも気がつくと思います。

病巣疾患によるおもな疾患

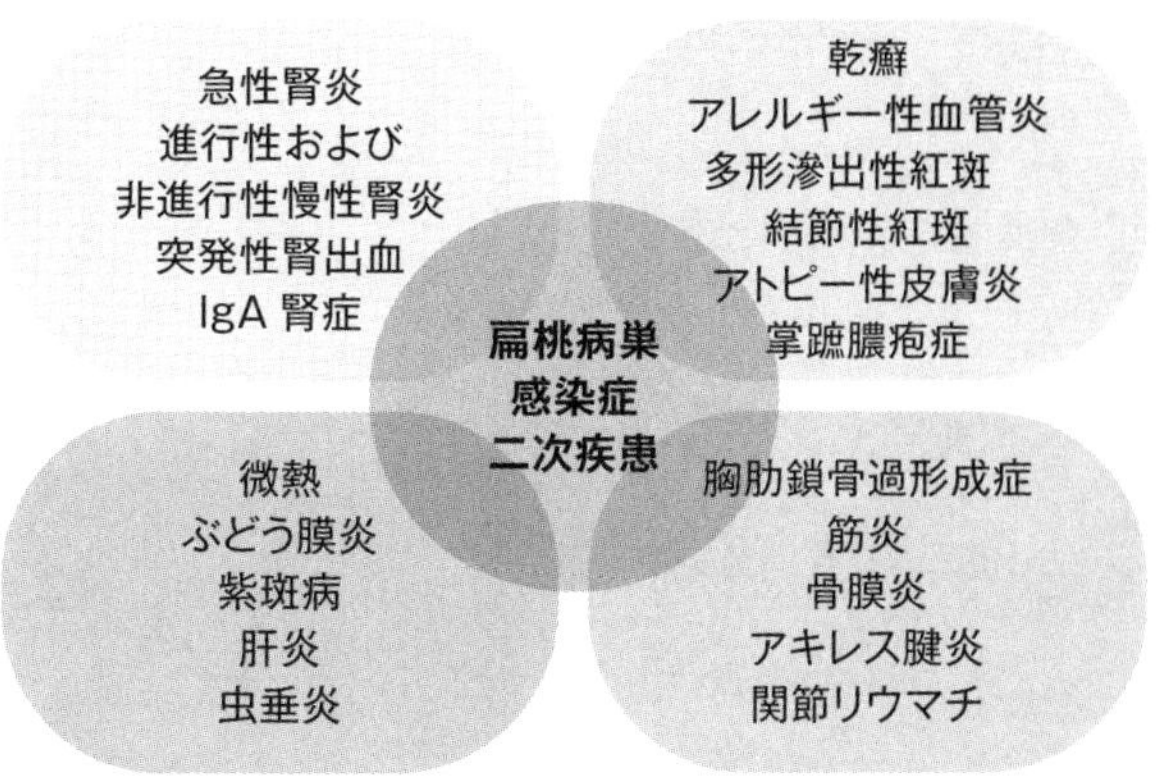

旭川医科大学　耳鼻咽喉科学講座サイトより

つまり口呼吸をして、口腔粘膜が乾燥し、命の入り口である口と鼻の免疫機能がうまく機能せず、細菌やウイルス感染により慢性炎症が引き起こされることに病気の主因があるのです。皮膚病、眼病、肝臓病、血管病、膠原《こうげん》病など多種多様な疾患に病巣疾患は関係していることがわかります。

ですから、その病気を治すためには、粘膜を本来の状態に戻していく作業、つまり〝口を閉じる〟ということがとても大切になってくるのです。「あいうべ体操」は、言い換えるなら〝病巣疾患の予防と治療〟を行うための体操と表現できるかもしれません。

原因不明の病気は、まずは口を疑え！

これまで述べてきたように、異物から体を守るために体内のリンパ球の多くは腸管に存在するといわれ、その入り口である鼻や口の奥にもリンパ組織が密集しています。通常は、ウイルスや細菌などの異物は何事もなく排除されてしまうのですが、体が弱っていたりして、きちんと免疫機能が働かないと、慢性炎症に移行してしまいます。そうなってしまうと、扁桃などのリンパ組織は、防御しながら感染も引き起こしているという状態に陥ります。そうして、免疫機能が暴走を引き起こし原病巣となり、体のあちこちで病巣疾患を起こしてしまいます。

関節で炎症が起これば、関節リウマチや反応性関節炎、筋肉で起これば筋炎、腎臓で起これば腎症、血管で起これば血管炎などです。遠隔臓器で起こっている炎症のみにいくら処置を施しても治まることはありません。原病巣に対する処置をきちんとしない限りは、炎症物質が泉のごとくわき出てきてしまうのです。

ビリングスは、原病巣として、扁桃、歯牙《しが》を含む咽頭口腔で3分の2を占めると報告しました。ちなみに現在は、扁桃、口腔、上咽頭《じょういんとう》でおよそ8割が病巣疾患の原病巣になると考えられています。以下、それぞれの病巣疾患の例を見ていきます。

「扁桃」における病巣疾患

のどの奥に白くいやなにおいのする通称「臭《にお》い玉」といわれる「膿栓《のうせん》」ができる人がいます。これは、扁桃に慢性炎症が起こっている証拠でもあり、炎症が治まらないと取っても取っても出てきます。

扁桃と病巣疾患について40代女性の事例を紹介します。

その女性は体の冷え、そして膿栓を認めるようになりました。それからというもの、体の痛み、こわばりが再発して、仕事に支障が出るようになりました。

私は「あいうべ体操」やマウステープの指導をして鼻呼吸への改善はもちろん、漢方薬の処方などいろいろ手を尽くしてみたのですが、症状が改善することはなく、女性は意を決して扁桃摘出術を受けました。その後、3か月もすると、症状は落ち着き、膿栓も見られなくなりました。体内で炎症反応や組織の破壊が起きているときに血中に現れるタンパク質、CRP（C反応性タンパク）も陰性化しました。

この方の場合は慢性扁桃炎があり、そのためにCRPが上がっていたのでしょう。そのような場合は、治療薬を増やしたり新たな薬を加えたりするよりは、原病巣に対して適切な治療をすることが大切です。

しかし、扁桃摘出の明確な指標がないために、治療がどうしても混乱しがちであることは否めません。担当医によって、病巣疾患を重要視するか、そのほかの治療で対処するかが変わってくるからです。

関節リウマチとの関係については、慢性扁桃炎を治療すると8割以上の患者さんに症状の改善があったという報告もあります。また、反応性の関節炎といって、一時的な感染症によりリウマチに似たような症状が出現することがあります。扁桃炎に伴う反応性関節炎は繰り返し、慢性的な経過をとることがあり、関節リウマチとの鑑別が大切です。

関節炎があり、少しでもＣＲＰの上昇が見られると、抗リウマチ薬を処方される症例にときどき出くわしますが、そのような人は、口呼吸で、かつ扁桃炎を持っていることが多く、これらの治療を優先すると症状は治まっていきます。

「口腔」における病巣疾患

歯周病が全身の病気と関係があるということが多くの研究報告によって明らかになってきました。難治性皮膚病である掌蹠膿疱症《しょうせきのうほう》治療のガイドラインが２０２２年に改定されましたが、口腔病巣の検索・治療の重要性にページが割かれています。

歯科治療によって、よくものを噛めるようになって体重が増えた、笑顔が出るようになった、噛み合わせがよくなって肩こりが改善した、歩き方が変わったなどの変化がみられますし。さらに、血圧が下がった、腎臓病がよくなった、リウマチが改善したなどの改善例もしばしば見られるのです。

ここでは、糖尿病の患者さんを治療した千葉県の歯科医の話を紹介します。

ヘモグロビンA1cというのは、中期の血糖コントロールの指標ですが、この数値が7パーセントを超えるとしっかりとした糖尿病の治療が必要になります。それが、この患者さんは11パーセントだったといいますから、入院してインスリン治療をしてもおかしくないレベルです。これを、その先生は、しっかりとした歯周病などの口腔治療、咀嚼、定期的な運動の実践、食事指導で、まったく問題のない5パーセント台にまで低下させたのです。治療の間は、糖尿病治療薬はまったく使いませんでした。

この驚きの結果に、私はすぐその先生に連絡を取りお話を聞きに行きました。カルテをお借りして、いろいろ調べてみたところ、歯周ポケットの深さが浅くなる（改善する）とA1cも低下するという相関関係がわかりました。いまでは歯周病治療によりA1cA1cが改善することが分かっていますが、当時は一般的な知識ではありませんでした。

こんなこともあり私のクリニックでは、治療に当たっては基本的な鼻、喉のセルフケアを続けてもらうのと並行して、歯科を受診してもらうことをすすめています。

「上咽頭」における病巣疾患

上咽頭は鼻腔に続く口蓋《こうがい》より上の部分をさします（39ページ、イラスト参照）。その名のとおり、咽頭で一番上にあり、鼻と隣接する器官です。ここが炎症（慢性上咽頭炎）を起こすと、肩こりや頭痛、眼痛など頭頸《とうけい》部のいろいろな痛みを引き起こすことがあります。

慢性上咽頭炎の直接的診断は、内視鏡で観察しながら炎症部位を把握しそこを擦って出血があるかどうかで判断します。慢性上咽頭炎には特徴的な所見があり、内視鏡で一見してすぐに診断できます。

コロナ感染でも急性の上咽頭炎が引き起こされ、それが慢性化してコロナ後遺症を起こすと考えられます。コロナ感染後の上咽頭は、赤く腫れ上がっており強い炎症が起こっていることが分かります。

医療機関で、風邪治療のときにルゴール液（外用の殺菌、消毒薬の一種で赤褐色の液体）をのどに塗ってもらったことはありませんか。ルゴール液は、咽頭に塗りますが、上咽頭はその上のほうです。「おえっ」と嘔吐《おうと》反射が起こると同時に、痛みを感じます。

この場合、塩化亜鉛溶液を浸した綿棒で上咽頭にこすりつける上咽頭擦過治療（EATイート、Bスポット治療）を継続し、出血が治まり、綿棒に血がつかなくなったら治療が終了します。ところが風邪を引いたり、鼻炎を起こしたりすると再発してしまいます。そのときには、また綿棒に血液が付着します。よく鼻出血するという人も、上咽頭炎の可能性が高いと思われます。

あるとき、10年来の頑固な片頭痛《へんずつう》で悩む患者さんが来院しました。尋ねてみると、最近では、市販の頭痛薬を月に何箱も使わないと痛みが取れないといいます。

私は慢性上咽頭炎による症状ではないかと思い、この方に、上咽頭擦過治療をしてみると、やはり綿棒の先に血液が付着しました。結局、4回の治療で出血がなくなり、頭痛もなくなりました。

また、上咽頭炎と関節リウマチにも関係性が見られます。私のクリニックでは、数多く関節リウマチの患者さんに上咽頭擦過治療を行い、効果をあげています。

＊＊＊

このほかにも、近年、「非アルコール性脂肪肝炎発症のリスクファクターとしての口腔細菌」や「特定のむし歯菌と潰瘍性《かいようせい》大腸炎の関係」など、口腔細菌と全身病とのかかわりが注目されてきています。

病気の原因が不明なときは、口の病気を疑えといわれることがありますが、まさに、非アルコール性脂肪肝炎や潰瘍性大腸炎といったものは、従来、原因不明とされていた病気でした。これらの病気の発症に口腔環境の変化が関係しており、先に挙げた糖尿病のみならず、アルツハイマー病や脳梗塞、がんなどの原因となることが分かっています。

「口を閉じて」改善された症例

症例① 掌蹠膿疱症《しょうせきのうほうしょう》

掌蹠膿疱症《しょうせきのうほうしょう》はその名のとおり、手のひらや足の裏に原因不明の水疱《すいほう》ができる病気です。原因として考えられるものに、金属アレルギーやビオチン（お肌のビタミンといわれる）欠乏などがありますが、病巣疾患もその原因のひとつに挙げられます。

Tさん（30代女性）は、私のクリニックに来院する15年ほど前から掌蹠膿疱症の診断を受け、あちこちの病院を受診していました。よくなったり悪くなったりの繰り返しで、受診当初は3か月ほど悪い状態が続いているということで来院しました。

副腎皮質ステロイド外用剤を塗布《とふ》すると一時的に改善するのですが、また再発してしまいます。ステロイド剤を継続して塗布することに不安を感じて、薬をやめることができるならと受診したそうです。

歯科では「歯に詰めた金属を除去したほうがいい」といわれていましたが、費用の問題などで悩んでいました。

診察すると、Tさんには鼻炎があり、すぐに鼻詰まりが起きる状態が続いていました。その場でTさんに上咽頭擦過治療をしたところ、綿棒には血液が付着しました。典型的な慢性上咽頭炎です。

Tさんにはその日から家で、マウステープと、塩化亜鉛の点鼻を行ってもらいました。すると、2週間後の上咽頭擦過治療では、綿棒には血液が付着せずきれいなままになり、3か月後には膿疱はほとんど出なくなりました。もちろんその間は、ステロイド剤の塗布は行っていません。

症例②　潰瘍性大腸炎

潰瘍性大腸炎というのは、大腸に原因不明の潰瘍ができる病気です。ときには大腸の広い範囲に潰瘍ができるため、場合によっては大腸の切除など外科手術が行われることがあります。

たくさんの症例のうち、印象的だった方を紹介しましょう。

15年ほど前から潰瘍性大腸炎を患っていたMさん（60代女性）は、いろいろな治療を受けていたのですが、毎日5回ほどの血便、高熱が続き、全身倦怠感がひどくてどうしようもないくらい大変な状態でした。これらの症状は、潰瘍性大腸炎の診断基準でいうと、重症に当たります。当時、服用していた薬剤は、ステロイド剤（副腎皮質ホルモン）や整腸剤に加えて、アザチオプリンという免疫抑制剤も含まれていました。それでも手足は冷え、体重減少が続き、息苦しさも加わっていました。

Mさんは、どうにかよくなる方法はないかと当クリニックを受診しました。通常ではもっと強い薬、あるいは手術となるところかもしれません。しかし、Mさんは、手術も怖いし、薬の副作用についても心配していました。

さっそくMさんに、「あいうべ体操」、そしてマウステープを実践してもらいました。「あいうべ体操」で低位《ていい》舌《ぜつ》を治し、鼻呼吸をして（Mさんはもちろん口呼吸状態でした）、夜間は口をしっかり閉じられるようにテープを貼ってもらいました。すると、

2週間後には症状が落ち着いてきました。ひと月経つころには、ステロイド剤、アザチオプリンも中止しましたが、体調は改善し体重も増えていきました。

3か月経つと、腹痛、血便も認めなくなり、服薬は整腸剤のみになり、そして1年もたたないうちに、整腸剤もやめることができました。カルテには、「快眠・快便で気持ちよい」と記されています。この間、とくに食事制限などはしていませんし、日常生活に負担がかかるようなことはありませんでした。

Mさんは、口呼吸により口内環境が悪化、そして発症。症状が悪化すると倦怠感が増し、ますます口呼吸になり症状はますます悪化し、さらに薬が増えるという悪循環に陥っていました。とにかく消化管の入り口である口をきれいに保つこと、鼻で呼吸をすることだけに専念してもらい、その悪循環を断ったところ、健康を取り戻したのです。

前述したように、**潰瘍性大腸炎は長らく原因不明とされていましたが、近年、むし歯菌との関連がわかってきました。**これは口の中を清潔に保つことができれば、症状の改善に役立つ可能性を示唆しています。

私は、「あいうべ体操」、マウステープでこれまで数十例の潰瘍性大腸炎を治療してきましたが、8割の患者さんで症状、検査数値の改善、正常化を認めています。また、潰瘍性大腸炎と類似の疾患であるクローン病（口腔から肛門までの消化管に潰瘍ができる原因不明の炎症性疾患）も、同様の方法で改善された例がいくつもあります。

症例③　アトピー性皮膚炎

アトピー性皮膚炎も病巣疾患の代表例です。アトピーなどのアレルギー疾患は、発症の機序（アレルギーを起こす体内物質や免疫細胞）については詳しくわかっていますが、なぜ起きるのか、ということに関してはよくわかっていません。

20代の男子学生さんの例を紹介しましょう。彼は長年アトピー性皮膚炎で悩んでいました。診察してみると上半身、とくに首から上の皮膚は、真っ赤になっており、ところどころ浸出液もありました。見るからにかゆそう、というより痛そうでした。

私の経験では、一所懸命に鼻呼吸の大切さや「あいうべ体操」について説明しても、若い男性は真剣に取り組んでくれないことがよくあります。そこで、「絶対に言われたことをする、というなら治療しましょう」と確約を取りつけることにしました。それで少しでも迷うようであれば、治療はお断りしようと考えていましたが、彼は、「絶対にやります」と答えてくれたので、私も治療を請け負いました。

彼には、「あいうべ体操」を1日60回、そして肌の保湿をしっかりと行うことを伝え、1か月後の再診としました。

さて、再診の日、肌はどうなっていたでしょう。信じられないかもしれませんが、発赤は一部を残すのみとなり、かゆみも減少しました。肌に潤いも出ていました。

あれだけ赤くただれた皮膚が、健全な皮膚に生まれ変わっています。ここで患者さんは知ることになるのです。**口が渇くことは、肌が乾くことだと。**アトピー性皮膚炎は、病巣疾患が皮膚に現れ、いわば全身の皮膚が軽いやけどのような状態になっているわけです。ところが鼻呼吸に変えていくと、原病巣の炎症はなくなりますから、皮膚の炎症が治まり、肌がきれいになります。

彼はもちろん長年アトピーに悩んできたでしょう。しかし、それは治し方を知らなかっただけであって、彼の体が悪かったわけではありません。自分自身の取り組みで改善するのですから、こんなに自分の体に自信を持てることはありません。

彼も一所懸命がんばってくれました。「あいうべ体操」や日常生活の改善というのは、こればかりは患者さんにやってもらわないといけません。やはり、自分自身で努力することが基本であって、私はそのお手伝いをするにすぎないのです。

症例④　気管支喘息

Uさん（60代男性）は、長らくめまいが続いていると訴え受診しました。めまいというのは、実は私たち医者にとってはやっかいな症状なのです。というのも、脳腫瘍《のうしゅよう》や耳の疾患などはっきりした病気でもなければ、原因の特定が難しいのです。ところが、Uさんは、特別な関節治療を行っただけで、受診の当日にはめまいの症状がすっかりしなくなってしまいました。

これに驚いたUさんは、「もしかしたら気管支喘息《ぜんそく》の治療もできるのでは」と相談にいらっしゃいました。気管支喘息も、アレルギー性疾患のひとつですから、口呼吸が大きく関係しています。そして、口呼吸をきちんと改善できた場合には、3か月程度で改善し、薬がいらなくなる場合が多いのです。Uさんにも、「あいうべ体操」をお伝えし、あわせて上咽頭の治療もしました。

Uさんの場合は8か月ほどかかりましたが、吸入薬が必要なくなり、診療を終えました。Uさんは25年ぶりに薬なしでジョギングもできるようになりました。

症例⑤　多発性筋炎

「どうしても薬を飲みたくないんです」と、Hさん（50代女性）は初診のときに強く訴えました。話を聞くと、ほかの病院で、多発性筋炎とそれに随伴する間質《かんしつ》性肺炎と診断されたそうです。すぐに免疫抑制剤とステロイド剤の治療を始める必要があり、もししなければ「肺が爆発する」といわれた、というのです。医師がそのような表現をしたとは信じられませんが、Hさんにはそのように伝わってしまったようです。

多発性筋炎とは、血液の中に筋肉に対する自己抗体ができ、筋肉が破壊されていく自己免疫性疾患のひとつです。日本全国に6000名ほどの患者さんがいるといわれています。筋肉が破壊されていくのですから、痛みとともに筋力低下が起こります。はっきりとした原因がなく、根本的な治療もありません。筋力低下に対しては、リハビリが推奨されていますが、それで病気が改善するわけではありません。しかし、この多発性筋炎の多くも、私は口呼吸が関係していると考えています。

Hさんは、口呼吸、低位舌、口腔乾燥、鼻詰まりといった症状も併発していました。多発性筋炎を治すには、まずここから治療するのです。ではどうすればよいのでしょうか。

もうここまで読んでこられた方ならおわかりですね。「あいうべ体操」とマウステープです。

「それじゃあ、何とかのひとつ覚えじゃないか」という人もいるでしょう。しかし、まず治療のはじめはそれでよいのです。命の入り口である口と鼻をきれいにすることから始めて、それで改善が認められればそれでよし、改善が認められなければ次の手段を考えればよいのです。

2年後、Hさんの症状は劇的に改善され、血液検査をしてみると、ほとんど正常値になっていました。

「先生、腰が痛くなりました」

と、あるときHさんが外来でお話をされました。10キロ以上もある老犬を抱えて自宅の階段を上り下りしているからだそうです。発症しているときは、階段は手すりを伝ってしか上ることができなかったのに、いまでは筋力も元どおりになって健やかに生活しておられます。

症例⑥　関節リウマチ

関節リウマチの詳細については、ぜひ私の著書『薬を使わずにリウマチを治す5つのステップ』（コスモの本）を読んでいただければと思いますが、一例を紹介しましょう。

50代女性のMさんは、私のクリニックを受診する2年前から関節リウマチと診断され、メソトレキセートをはじめとする抗リウマチ薬を服用していました。それでも朝の強張りが続き、首の痛みや、肩が背中側に回せないという症状もありました。

診察してみると、これまで紹介した症例と同じように、Mさんも口呼吸の問題があり、顔も左右非対称でゆがんでいました。

治療はまず、「あいうべ体操」で舌の位置を治し、就寝時はマウステープです。「口を閉じる」ということを日常生活で心がけ、口の中に炎症を起きさせないことが、関節リウマチを治していく第一歩なのです。

3週間後、痛みが軽くなって、顔がほっそりとしたMさんが受診されました。友人からも「やせた?」と聞かれるほどに、顔が引き締まりました。まさに「あいうべ体操」の副次的効果です。

さらにそのひと月後、肩の痛みは激減し、腰に手を回せるようにまでなりました。このときの薬の処方は、メソトレキセートをそれまでの半分量にし、ほかの抗リウマチ薬はやめていました。それでも、朝の強張りは軽くなり、顔はさらにほっそりと、そして下あごのゆがみ、顔全体のゆがみもなくなっていきました。

受診して2か月もしないうちに、薬が減り、より若々しく元気になることができたのは、Mさんが病気の入り口となっていた口をしっかりと閉じ、本来の鼻で呼吸をするという、正しい呼吸法を身につけることができたからです。

3か月間継続してみて、それでも痛みや症状があるときは、薬を継続して服用することになります。しかしながら、「あいうべ体操」やマウステープに取り組み、口呼吸をやめ、食事や睡眠、運動など日常の生活習慣を見直していくことによって、リウマチが改善していく方は大勢います。まず、自分自身の体でできること、簡単に継続できることから始めていくのです。

症例⑦　多形滲出性紅斑《たけいしんしゅっせいこうはん》

多形滲出性紅斑《たけいしんしゅっせいこうはん》とは、種々の形の赤い湿疹が多発する皮膚病です。Oさん（50代女性）は、来院する1年前から両下腿《かたい》から両足背《そくはい》（足の甲）にかけて、皮下出血のような紅斑が出現して、いろいろと治療をしたけれど治らないといって受診しました。発症して半年ほどすると、足全体に皮下出血を伴う湿疹が広がり、歩きづらくなってしまいました。専門の科で、組織の一部を採って顕微鏡検査をしましたが、原因はよくわからず、不明なままでした。

診察してみると、Oさんも長年の鼻詰まりがあり、内視鏡で観察すると慢性上咽頭炎を起こしていました。この多形滲出性紅斑も、病巣疾患との関連が強く疑われる疾患で原病巣と考えられる慢性上咽頭炎を治療しなければなりません。

Oさんにも同様に、「あいうべ体操」とマウステープを伝え、毎日実践してもらいました。すると、1か月もすると紅斑はすっかりなくなりました。塗布剤などは一切使用していません。

原因はやはり上咽頭にあったのでしょう。口呼吸をやめて上咽頭炎が治ったので、症状がなくなったと考えられます。

症例⑧　便秘

直接、病巣疾患に関わる症例ではないのですが、便秘とアレルギーとの関連について、次のような興味深い症例を紹介しましょう。

小学4年生のMさんは、頑固な便秘症で悩んでいました。問診すると、この子は1

歳のときから8年間、4種の薬を服用していました。便秘薬2種、抗アレルギー薬2種です。

便秘以外にアレルギー性鼻炎と皮膚乾燥も持っていました。この3つの疾患にどんな関連があるのでしょうか。便秘と肌の荒れはつながりがよく知られているとしても、アレルギー性鼻炎はどうでしょう。

実は、この3つとも口呼吸で引き起こされると捉えると、とてもわかりやすいのです。

私は、「あいうべ体操」を説明し、当日からやってもらうことにしました。

さて、翌月どうなったでしょうか。

「あいうべ体操をした翌日から、便秘の薬を飲んどらんとです」

なんと、翌日から薬をやめたというのです。しかも、全部。

「ええっ、それでどうですか?」

「それが、便秘もないし、鼻も詰まらんとですよ。しかも、肌もつるーっとなったとです」

「よう、がんばりましたね」

「ええ、毎日毎日必ず〝あいうべー〟ってやっちょります」

これは本人から聞いたのではなく、おばあちゃんからの話です。「あいうべ体操」をしてすぐに便秘がよくなったので、だれにいわれることもなく、自主的に続けているそうです。薬がいらなくなったので、これで受診終了です。彼女のそれまでの薬を飲み続けた期間は何だったのでしょう。小さな子が、体を自分の力で改善することを学ぶ機会が失われてしまっていたのでは、と思うのです。薬が必要なときももちろんありますが、その前にできることもたくさんあります。

彼女はすっかり元気になり、ピアノを習っていましたから、卒業式では在校生代表でピアノを立派に演奏したそうです。


（了）

【参考文献一覧】

●和書
高橋　良『鼻はなにを語りたいのか』（築地書館 1990）
養老孟司他編『講座進化〈4〉形態学からみた進化』（東京大学出版会 1991）
山田宗睦『口は何のためにあるのか』（風人社 1994）
高橋　良『鼻のしくみと子どもの成長』改訂増補版（築地書館 1995）
坂井建雄『人体は進化を語る』（ニュートンプレス 1998）
和田昭光・池原森男・矢野俊正『食と免疫』（学会センター関西 2000）
ライアル・ワトソン『匂いの記憶』（光文社 2000）
上野川修一『免疫と腸内細菌』（平凡社新書 2003）
岡崎好秀『謎解き口腔機能学 ～すべては口から始まった～』（クインテッセンス出版 2003）
外崎肇一『「におい」と「香り」の正体』（青春出版社 2004）
近藤悦子『Muscle Wins! の矯正歯科臨床』（医歯薬出版 2007）
五味常明『汗をかけない人間は爬虫類化する』（祥伝社新書 2007）
鈴木設矢『GP のための床矯正・矯正のすすめ』（デンタルダイヤモンド社 2008）
今井一彰『免疫を高めて病気を治す口の体操「あいうべ」』（マキノ出版 2008）
青　拓美『人生がうまくいかない人は声で損をしている』（扶桑社 2010）
筒井照子他『態癖――力のコントロール』（クインテッセンス出版 2010）
堀田　修『病気が治る 鼻うがい健康法』（角川マーケティング 2011）
今井一彰『薬を使わずにリウマチを治す５つのステップ』（コスモの本 2011）
●洋書
The breath of life; George Catlin 1863
Shut your mouth and save your life; George Catlin 1870
Keep your mouth shut; Fred Smith 1893
Habitual mouth breathing Its causes, effect, and treatment; Clinton Wagner 1881
The respiratory role of the upper airways; Phillip Cole 1992 Mosby year book
Close your mouth; Patrick McKeown. Buteyko books 2003
●雑誌
西村　剛「霊長類の音声器官の比較発達」（『動物心理学雑誌』60.1 pp49-58:2010）
石田房枝「赤ちゃん歯科からの気づき」（『小児歯科臨床』16.11 pp33-45:2011）
Yoneyama T, Yoshida M, Matsui T, Sasaki H. : Oral care and pneumonia. Lancet 1999, 354:515

本書は、家の光協会より刊行された『口を閉じれば病気にならない』を、文庫収録にあたり加筆・改筆、改題したものです。

今井一彰（いまい・かずあき）

みらいクリニック院長。内科医。東洋医学会漢方専門医。日本病巣疾患研究会副理事長。「病気は口からやってくる」という理論のもと、舌を鍛えて口呼吸を鼻呼吸に変えることで自然治癒力を高め、「可能な限り、薬を使わないで病気を治す」ことを目指した治療をしている。『世界一受けたい授業』『おはよう日本』などテレビ出演のほか、全国で講演を精力的にこなしている。『足腰が20歳若返る　足指のばし』『免疫力を上げ自律神経を整える　舌トレ』（かんき出版）、『1日4分でやせる！　ゆるHIIT』（マキノ出版）など著書多数。

岡崎好秀（おかざき・よしひで）

小児歯科医。元岡山大学病院小児歯科講師。歯学博士。国立モンゴル医学科学大学歯学部客員教授。日本小児歯科学会専門医・指導医。「人は口から衰える、しかし口から復活する」という視点から口腔機能の発達や口腔ケアの普及に取り組む。

動物の歯にも詳しく、全国の動物園や水族館から問い合わせがくる。著書に、『カミカミおもしろだ液学』『教えて恐竜！　ぼくたちの大切な歯』（少年写真新聞社）など多数。

知的生きかた文庫

あいうべ体操《たいそう》
舌《した》を鍛《きた》えれば病気《びょうき》にならない

著者　今井《いまい》一彰《かずあき》
著者　岡崎好秀《おかざきよしひで》
発行者　押鐘太陽
発行所　株式会社三笠書房
〒一〇二―〇〇七二　東京都千代田区飯田橋三―三―一
電話〇三―五二二六―五七三四〈営業部〉
〇三―五二二六―五七三一〈編集部〉
https://www.mikasashobo.co.jp
印刷　誠宏印刷
製本　若林製本工場

ISBN978-4-8379-8815-1 C0130